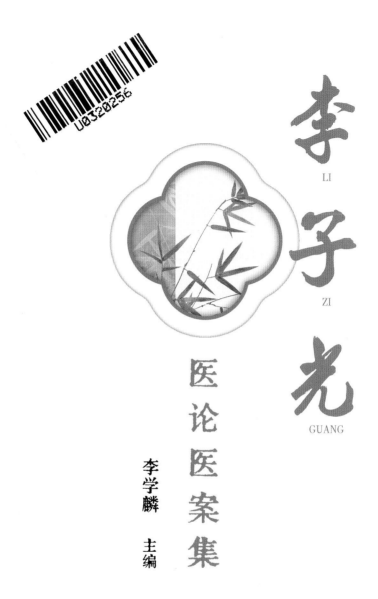

李子光

LI

ZI

GUANG

医论医案集

李学麟 主编

海峡出版发行集团
THE STRAITS PUBLISHING & DISTRIBUTING GROUP

福建科学技术出版社
FUJIAN SCIENCE & TECHNOLOGY PUBLISHING HOUSE

图书在版编目(CIP)数据

李子光医论医案集 / 李学麟主编 . -- 福州 : 福建
科学技术出版社 , 2021.8
ISBN 978-7-5335-6470-4

Ⅰ . ①李… Ⅱ . ①李… Ⅲ . ①医论 – 汇编 – 中国 – 现
代②医案 – 汇编 – 中国 – 现代 Ⅳ . ① R249.7

中国版本图书馆 CIP 数据核字 (2021) 第 090383 号

书　　名	李子光医论医案集
主　　编	李学麟
出版发行	福建科学技术出版社
社　　址	福州市东水路76号（邮编350001）
网　　址	www.fjstp.com
经　　销	福建新华发行（集团）有限责任公司
印　　刷	福州德安彩色印刷有限公司
开　　本	700毫米×1000毫米　1/16
印　　张	9
插　　页	8
字　　数	105千字
版　　次	2021年8月第1版
印　　次	2021年8月第1次印刷
书　　号	ISBN 978-7-5335-6470-4
定　　价	98.00元

书中如有印装质量问题，可直接向本社调换

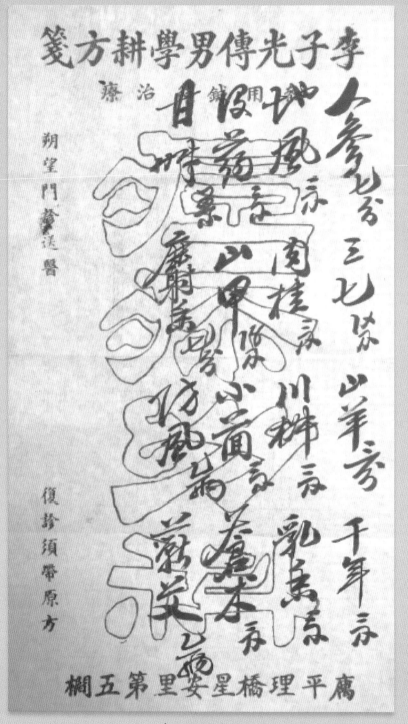

李子光处方笺

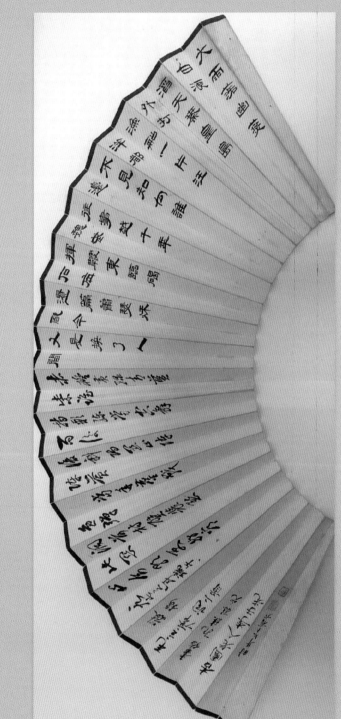

李子光扇面书法

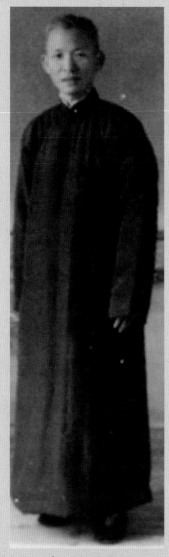

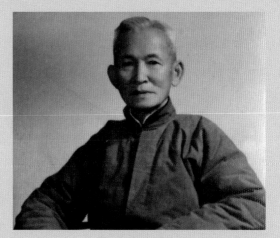

李子光留影 2

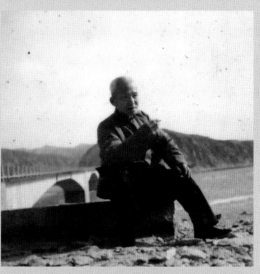

李子光留影 1　　　　　李子光留影 3

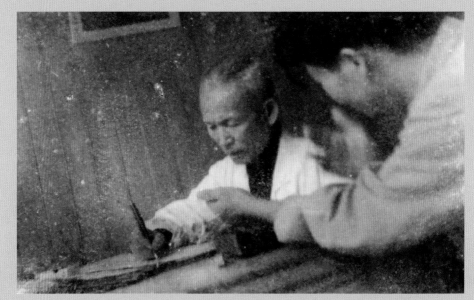

李子光坐诊 1

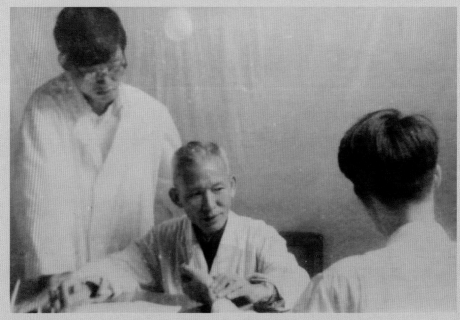

李子光坐诊 2

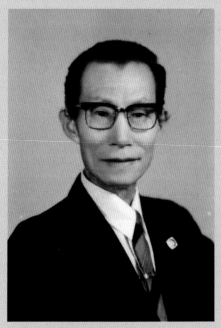

李子光长子李学耕

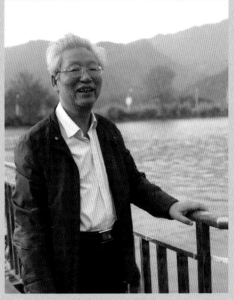

李子光次子李学尧

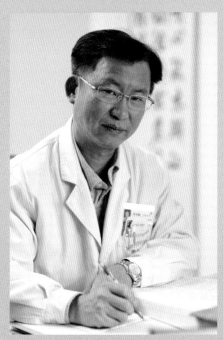

李子光三子李学麟

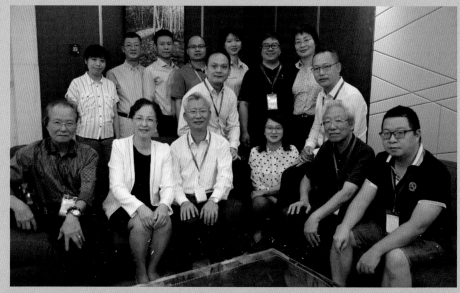

福州苍霞洲李氏中医儿科流派成员合影

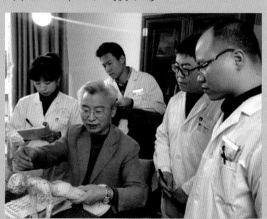

流派传承带教工作
（中为李学麟）

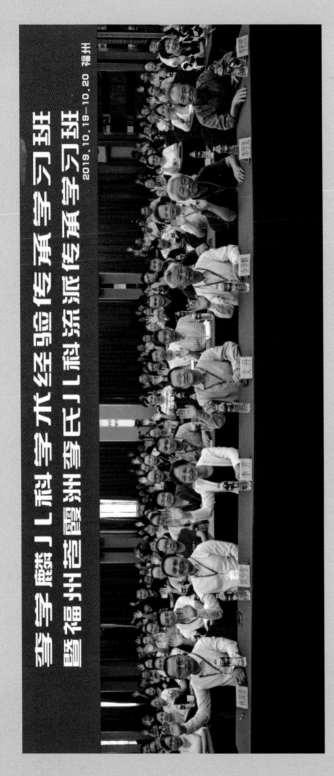

福州苍霞洲李氏中医儿科流派传承学习班

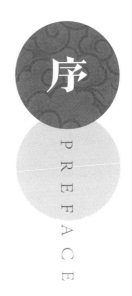

福州李氏，世主幼科，嫡传五世，历百余年。代有名医，各领风骚。其杏林始祖春山先生，祖籍永泰，自幼习医学武，名动闾里，声达省垣，遂卜居福州南台苍霞洲，悬壶问世，并设武馆授徒，声誉鹊起。子光先生，幼承庭训，寝馈经典，历经识炼，克绍箕裘，名噪当时，为榕城业医重望。

芝山追昔，芬徽永志

余生也晚，久仰李子光先生高风，惜未瞻导范。幸缘于1961年余忝列陈桐雨师尊门墙，恰陈师与李先生均执业于福州市人民医院儿科，故得挹李先生芝眉，时李先生花甲初度，骨相清癯，鹤发童颜，步履轻翩，神采奕奕。最先令人钦佩的是先生方笺，书写工整，墨迹端庄不失婀娜；丰腴朗润不乏遒健，意韵高骞，熔颜柳于一炉，戛戛独造。此造诣缘严冬呵冻濡笔，酷暑挥汗搦管，潜心学贴，历岁月，废寝食，辍交游，始可神悟。时人誉其方笺书法为李体。余曾请益李师，先生谓医关民命，书方宜人共识，字期清爽，药期共晓。又云书法是医生之童子功，字乃医者之门面。锦心绣腹，擅名于世者，而方笺岂能行行若萦春蚓、字字如绾秋蛇？须知疏方不是画符，案底或可行楷，但间写草书亦须有法。先生以"诏"与"治"二字为例，草书相近，但"有点方为水，空挑便是言"，有歌诀可循。

李师书写病案，症脉因治，四诊翔实，叙事分明，理法中肯，先议病后用药。所见门诊病历，简而有要，其按语切中肯綮。时人赏之如秋花开于寒泉之侧，芳香明洁，引人入胜，可媲美叶天士之笔，此非学养醇厚而不足鸣世。先生幼时淹贯医经，沈酣学海，勤吟善诵，诚所谓焚膏油以继晷，恒兀兀以穷年，博学慎思，明辨笃行，积数十年之功力，虽医案寥寥几笔，直有画龙点睛之意。余与李师二位高徒，过从甚密，故下午时有幸聆听先生讲经，先生烂熟经典，旁征广引，言言指点分明，后学如醍醐灌顶，获益匪浅。

古之医师，必通三世之书。所谓三世者，一曰《针灸》、二曰《神农本草》、三曰《素女脉诀》。大医者，如秦越人、华佗皆针药并施。李师临证，擅长飞针，随宜施治，奏手辄效。某日门诊一高热患儿惊风陡然而作，牙关紧闭，目珠上窜，手足搐搦，李师急施飞针，"三寸银针指中握，上下飞舞左右中，点似雀啄忽起落，快似鱼跃任翔游"。俄顷，患儿惊定神复，先生再处方药。其力承家学，先针后药，救急济危，李氏之秘学绝招也。飞针术施于小儿急性病、常见病，如高热、惊痫、呕吐、泄泻等多种疾病，此大师之风范也。此外，还擅用中成药，如梅花点舌丹、诸葛行军散、紫金锭、宽膨散等，守岐黄之本色，挽狂澜于既倒，济羸劣以获安。

某年七月一日院庆，李师高足林孝英学兄神秘谓予：今晚文娱演出有重头戏献技。余翘首以待，果然最后一位登场的是李师，他步履矫健，先表演一段南拳，继而安神定志，不疾不徐展示塌骨术（缩骨术），全堂鸦雀无声，目瞪口呆，叹为观止。余于武学，茫然无知，楮墨难宣先生绝学。仅知先生祖籍永泰，乃武术之乡，古称豪侠之地，先生禀家学，"九寒三伏倍艰辛""却病健身唯武术"，故

序

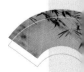

3

有此惊世之功。

翌年后先生荣调，执掌福州市第二公费医疗门诊部（现福州市第六医院）中医科。无由睹面，不亲讲席，时切遐思，五中悬系。光阴如驰，如白驹过隙，先生已归道山近五十年矣，而今追昔，典型宛在。

棠棣峥嵘，李门四杰

李子光先生有丈夫子三，学耕、学尧、学麟诸君，毕受其传，兢兢厥业，著手胥春，誉溢八闽。

学耕先生，系福建省有突出贡献的医学专家，中医儿科泰斗。曾任福建中医学院（现福建中医药大学）儿科教研室主任，执教鞭数十年，门墙桃李遍及海内外。他任全国中医药学会儿科分会常务委员，又任福建中医药学会儿科分会主任委员，在国内学术界享有盛誉。他医术高明，针药兼擅，著《小儿飞针疗法》，日欸其门者，踵趾相错，著手成春。先生手不停披百家之篇，口不绝六艺之文，医誉文声，腾播闽中，有医、书、画、篆四绝之称。忆昔某次福建省中医儿科年会，余有幸叨陪末座，会议之余，曾目睹先生画虎，勾勒生态，震啸山谷，令人驻足忘返。

学尧先生，幼奉鲤庭之训，勤修经典，弥益勤劬，长思颖脱，克绍箕裘，悬壶台江，医精德诚，业专法活，方纯效捷，名闻遐迩。

学麟先生，福建省名中医，全国首批中医优秀人才，全国最美中医，主任医师、教授、硕士研究生导师。他1982年毕业于福建中医学院，又承家学，理论临床，不同凡响。余与学麟于1977年，把晤于刺桐城，深谈四壁静，交道一灯知。李君儒雅，风度翩翩，孝亲笃友，满腹经纶，乃谦谦君子。他1982年起，任职于福建中医药大学附属人民医院儿科，弘扬瑰宝，守正创新，人称"铁杆中医"，继执掌传统医学科，医教研成就斐然。每有传闻，日深景慕，大快私衷。多年来承学麟君俯允，数度为福州市中医院传承工作室及流派研讨会任讲席，听众获益良多，倾诵感怀。

孔珪君为学耕先生之哲嗣，李氏第四代传人，尽得乃父真传，道遵乃祖真医术，奇药妙针称珪君。其术传子孟瑞，执业医师，第五代传人。

李子光先生，克家三子，堪称绳武，昆仲比翼，棠棣峥嵘，孙亦世其业，有声于时，四人均系医学名家，人称李氏四杰。中医父以传子，绳绳相继，代代相传者不乏其人，然如李氏四杰并重于世者尚属鲜见。

名篇四部，著业延禧

李学麟君好读书，精医术，府宅缥缃满架，诊

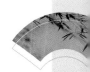

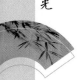
余手不释卷，博采众贤之光。风晨雨夕，短檠夜雨，撰稿审文，泃为常态，为李氏流派大纛的擎持者。他总结整理自己多年从医执教之心悟，于2011年出版《李学麟学术经验集》，近30万字，内容闳富，以学术思想和临床经验为重点，既有学习和活用中医经典之心得，又有治疗当年肆虐甲型H1N1流感并肺炎重症等时病的治疗经验，继承传统，守正且有创新。

难能可贵的是，学麟君视长兄如父，效慕兄长学耕先生之医学成就，心无旁骛，专精蒐集长兄遗篇，赓续笔耕，意会心谋，传统其昌，编纂成帙——《李学耕学术经验集》，该书于2017年付梓，计列名医传略、儿科特色、医论精选、儿科医案、传薪育人等六大篇章。尚修订兄长著作《飞针疗法》，此书介绍李氏独门绝学，此本系祖孙相传，后裔坐享其利，他人或万金不愿相授也。李氏兄弟术不自秘，刊行流布，功莫大焉。学麟君在旧作基础上，将其书中手绘插图改为小儿模特实物图及实物拍摄，更直观形象，以便读者领会应用。此外，尚增加了飞针刺激部位简表及新近具有代表性的验案等，踵事增华，明珠溢彩，此亦彰显他孝悌忠信的传统美德。

岁月其徂，金石消磨。李子光前辈已归道山

四十又六载，往作皆成绝响，学麟君等仍拳拳于先人之遗泽，孝心深挚，一再勉力，收藏遗珍，不让先人之心血汗水结晶付之东流，名篇佳制不至汨没于历史的烟尘，常怀对先人医学的敬畏与追求，亟思对社会的回馈与贡献，遂赓续穷搜力掘先人的手稿，由于年代较远，复因"十年动乱"之历史原因，资料蒐集艰辛，但学者以弘扬瑰宝为指归，以著述为生命，学麟君虽诊务繁忙，但余暇谢绝纷华，不趋热络，网罗佚失，审谛覃思，研究升华，苦心力作，功夫不负有心人，而今集腋成裘，聚而成篇，合而成帙。颜曰《李子光医论医案集》分为上下两篇。上篇为医论部分，其中世家传略，介绍李氏五世医，医学传家，足征李氏医家的历史地位和社会影响。在学术思想和临床经验方面，李子光先生认为"夫百工皆从基本功为始，至于装饰精粗则随之拙巧而分高低"，自身对《黄帝内经》《难经》《伤寒杂病论》《温病条辨》等条文皆背诵如流，临证遵仲景，蹈规矩，辨疑似；温病绍叶、吴，辨阴阳，识寒温，李氏无门户之见，临证更重地土方宜，芽儿体质而论治。下篇为医案部分，精选了李子光儿科、内科、妇科具有代表性的临证医案，道出子光先生之超拔识见，理法中肯，用药恰切，不落窠臼，传李氏之精蕴，示后学之指南。

序

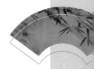

　　2019 年，福建省卫生健康委员会批准全省 22
个中医流派传承工作室建设项目，苍霞洲李氏流派
荣列其中。李氏流派肇始于李春山先生，奠定于子
光先生，光大于学耕、学麟等先生，百余年来望重
八闽，流衍昌盛，今呈四部专著，凸现李氏学术思
想，秘学绝招。今子光前辈大作即将镌梓问世，余
得以先睹为快，卒读之下，欣喜赞叹，此医门之正
宗、活人之彀率也，乃学术之盛事，医林之盛举，
功德如山之事业也。学麟君殷殷命序于余，余愚瞽
之人，难膺此责，然感于前辈浩浩精医诚德，感于
学麟君扬先芬而善继述之孝心与卓识，故不揣浅陋
之识，越俎之嫌，草赘上文以表敬慕之意，望识者
原宥！

萧诏玮

拜序于芝山听雨斋

时庚子腊月既望

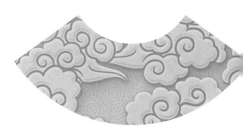

目 录

CONTENTS

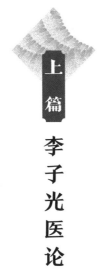

上篇

李子光医论

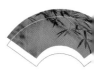

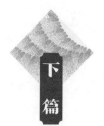

下篇

李子光医案

■ **儿科医案**

■ 内科医案

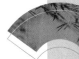

目 录

李子光

医论医案集

■ 后记

上篇

李子光 医论

世家传略

福州苍霞洲李氏中医儿科名闻榕城已有百余年之久。

清末期间，福州苍霞洲李氏中医儿科第一代李春山先生，为了发展家学，从原籍武术之乡永泰举家迁徙到了省城福州南台苍霞洲（现福州市台江区）开设诊所，主业儿科，创立了福州苍霞洲李氏中医儿科流派。由于李春山先生同时兼有一身武艺，同期还以自己所擅长的少林虎尊之技设武馆授徒，颇有声名。

李子光作为福州苍霞洲李氏中医儿科流派第二代传人在父亲李春山公去世后即继承父业，悬壶为医。

李子光（1901—1976），晚号杏园老人。由于年幼之时体弱，未能完全承继祖传武术之技，但他天赋颖悟，幼承庭训，善读古籍，穷探《黄帝内经》《难经》《伤寒论》《温病条辨》秘旨，故少时即跟随其父春山公临诊习医，尽得其医术之传。弱冠之时，其父殁，即承家业悬壶。精儿科，擅痘疹，兼通内、妇、骨伤，并擅针灸之术，亦善制丸、散、丹、膏。1921年他参加了当时的中医学术团体"全闽医学会"，中华人民共和国成立前曾历任过福州群生医学研究会的常务理事、理事长等职。1949年中华人民共和国成立后，参加了联合诊所的建立，先后在福州市中医院、福州市直机关公费医疗门诊部、福州市第一医院的内科及儿科工作。除了平时忙于诊务之外，还曾兼任福州市中医班的教学，门生遍布榕城。

福州苍霞洲李氏中医儿科流派第三代有3人，即李子光的3个儿子。

李子光长子李学耕（1927—2006）系我国著名中医儿科学家，曾任福建中医学院（现福建中医药大学）终身教授，主任医师。作为福建省中医儿科学科带头人，历任中华全国中医药学会理事、儿科分会常任理事，福建省中医妇、儿科学会主任委员、名誉顾问，福建省高校职称评定委员会评委，福建省中医药评审委员会委员，福建省中医医疗事故鉴定委员会委员等，享受国务院政府特殊津贴。

李学耕教授自幼聪颖好学，年幼即随父攻读经典，并精通书画、金石等，多才多艺。1947年即通过当时的中医师资格考试，自设"鹤庚针灸诊所"主诊针灸，兼内、妇、儿科。1949年曾任中国针灸研究社（由苏州承淡安主办）福建分社社长，1952年由福建省卫生厅指派分配到原福建省中医进修学校（现福建中医药大学）并参与福建省人民医院筹备工作，在医院任针灸科主任兼内科门诊负责人。1958年至1960年作为福建省优秀中医人才代表，参加卫生部委托北京中医学院（现北京中医药大学）举办的全国第一期教学研究班研修，结业后因学习成绩优秀被留校任教。在任教期间曾兼任越南留学生班教学并任班主任，同时参加编写全国中医学院统编教材。1960年由于福建中医学院开办之初急需人才，被福建省政府调回福建中医学院任教。在该校期间曾先后主讲医经、儿科、温病等课程，并担任中医儿科教研室主任。1992年被评为"福建省有突出贡献的医学专家"。

李子光次子李学尧（1944—　）作为中医世家子弟，于高中毕业后就以继承父业为志，随父学医为徒，在福州市机关公费医疗第二门诊部（现福州市第六医院）中医科工作40多年，临床经验丰富，求医者众，现已退休，应聘于泰和堂中医馆坐诊。

李子光三子李学麟（1954—　）系全国首批优秀中医临床人才，福建省名中医，主任医师，教授，硕士生导师。原任福建中医药大学附属人民医院传统内科主任，兼任国家中医药管理局防治传染病工作专家委员会委员、世界中医药学会联合会热病专业委员会常务理事、福建省中医药学会呼吸病分会顾问、福建省中医药学会经典分会副主任委员、福建省中医药学会传承研究分会副主任委员、福建省中医药学会感染病分会顾问、福建中医药学会肿瘤分会顾问、福建中医药学会儿科分会顾问等。在家庭的熏陶下，李学麟幼时即对中医感兴趣，13岁小学未毕业即在母亲的督促下抄诵《医学三字经》《汤头歌诀》《药性赋》等中医入门医籍，及至"十年动乱"停学期间即随父侍诊，抄写处方，聆听教诲，同时广览家中珍藏的医籍，打下了良好的中医基础。1977年高考恢复时李学麟即考上福建中医学院医疗系，于1982年毕业。

1982年毕业以后李学麟就一直在福建中医学院（现福建中医药大学）附属人民医院儿科担任医、教、研工作。2000年开始招收硕士研究生，承担了《中医儿科学》《儿科学》《中西医儿科学》《中医儿科临床和进展》《中医儿科名著选读》等课程的理论教学及临床带教工作。他不仅继承家传的经验，工作之余还常结合临床实际钻研中医经典理论，博览群书，学习历代名家经验，并不断吸收医学新知识和掌握医疗新技术，致力于小儿热病方向的研究。他从伤寒、温病等传统学说入手，结合历代医家的心得、经验，融伤寒、温病理论于一炉，深入研究小儿常见病、多发病的病因、病机及治法、方药，针对小儿的生理病理特点，提出以通阳和阴理论指导治疗小儿感染性发热、肺炎、哮喘、肾病、反复呼吸道感染及慢性咳嗽等急、危、疑难病证，每每能出奇制胜，故门诊出诊时则求医者众。

2004年经过严格的选拔、考试，李学麟被遴选进入国家中医药管理局全国优秀中医临床人才（200名）研修项目。经过3年的研修，更系统、深入地学习了中医四大经典，撰写了多篇学习笔记和论文，最后通过考核，被国家中医药管理局授予"全国优秀中医临床人才"的称号。现为福建省名中医。

李氏业医已传承到第 5 代。李学耕长子李孔珪（1950—　）继承家学，自设"李孔珪中医诊所"，长孙李孟端也继承祖业在其父李孔珪诊所执业。

李子光轶闻趣事

一日，李子光正在家中给人看病，只见一位友人的家属气喘吁吁地跑来，说友人因事与人发生冲突，曾被对方触压过胸部，事后不到顿饭时辰，突感胸闷难受，随即大汗如雨而出，现人事不清，故急来求救。据说对方身怀武功，有点穴之技。尚在了解情况之时，又有一位其亲友来催，说现人已呼吸欲绝，怕是不行了，于是李子光即放下手中之事，随来人急急前往。到了那里，只见人围一圈，拨开人群一看，友人正躺在一张竹床上，面现脱色，周身汗出如珠，床下地面湿漉漉的，急取毫针扎其膻中、合谷、气海等穴，须臾，针尚未拔，汗液已收，人渐清醒，但觉疲乏无神，余无恙，围观众人惊叹不已。后续书一方予以调养，次日已复如常人。

李子光中医学术思想与经验

李子光（1901—1976），字晃，晚号杏园老人。福建永泰籍，随祖世居福州市南台苍霞洲之滨百有余年，世业中医内、妇、幼科，兼通针灸已历5代。李公幼承庭训，15岁即从先祖春山公临诊习医，尽得其传，先祖殁，即承家业悬壶，他精内、妇、幼科，擅痘疹，兼理针灸，精于治疗热病，小儿痘疹，乐善好施，常以小儿飞针术救治急危重患儿，行医达60年，活人无数。为人谦虚谨慎，乐善，每于朔望送诊，贫病者多施药济世，曾名噪榕台。福州市名老中医陈逸园先生（已故），曾有诗誉他"城南有李侯，才调傥过所，专精小儿医，窥病入脏腑，着手便成春，能起沉疴愈……妇孺尽知名，厚今复合古……"

李子光好学不倦，诊余善读古著，穷探《黄帝内经》《难经》秘书，术宗仲景、叶桂、吴瑭，每有心得多作眉批。曾写有《胃病辨证论治》《对痛证治疗体会》《疹后四大证辨证简说》《我对肥胖病临床治疗的初步探讨》《运用黄芪建中汤治疗胃下垂的体会》《白带辨证治验》《自订止痒紫金汤治疗湿疹瘙痒的经验》《临床治验十二则》《谈谈中医基本功》等二三十篇论文（多为次子李学尧协助整理），均收载于省、市医药论文集。其遗著《杏园医学杂谈》《杏园老人论医集》《李子光临床医案汇编》等，多为随医学生随诊记录。李子光所授学徒出师考核均名列前茅。

李子光于1921年即参加全国医学会，中华人民共和国成立前曾历任福州市群生医学研究会常务理事、理事长等职，致力于中医理论和临床的探索。中华人民共和国成立后曾负责福州市中医班教学、福州市人民医院（现福州市中医院）、福州市第一医院儿科、福州市公费医疗门诊部内科及儿科等医疗工作。

李子光能诗好书法，善书四体，尤以隶、草为最，求墨宝者甚众。临诊处方均以贡笺行书，案简意明，论治悉详，方笺书体多为后学者所临摹。

今摘录李子光学术思想及其治验以志如下。

一、重基础，强调诵读熟背经典

李子光素常重视学习经典著作，自身对《黄帝内经》《难经》《伤寒论》《金匮要略》《温病条辨》条文均能背诵，从他教导后学的徒辈中可以看出他的治学思想。他曾说："百工皆从基本功为始，至于装饰精粗，则随之拙巧分高低"，认为不论个人资质如何，但打好扎实的基本功是每一个学医者所必须具备的，故教授徒弟时他首先提出要求说："学中医应先抄缮经文原句，如择《医学三字经》《脉诀》《汤头歌诀》《药性赋》《经络与经穴循行歌诀》《内经知要》《麻疹骨髓赋》《高阳生察儿形色赋》及有关歌赋作为课本，随抄随读至能背诵，先打下基本功，再诵读伤寒、金匮、温病等名著，熟读至能自行理解再参阅诸子各家注解文句，才能前后呼应、融会贯通。"指出："如无基本功在心，虽博览诸大家之书，若痴如醉莫解其所以也。至临证，治愈者亦不知其所以然，治坏者更不知其所以弊，类盲人瞎马终坠重渊。"虽然平素他自身常窥各家注释，但临诊不拘一家之言，多参己见而创新，他认为："诸大家巨著，无非遵循经典，参其己意而发挥，经典既熟，则浏览其书，如履旧途，重温故典，始彻其句何从，达其词意方易……倘偏见一隅，舍繁就简，何异弃主求宾。"

授徒过程学生临床随诊见习之时，李子光必令其先写方记案。法取口授以某方或合某方加味减药见示，稍有差错即令背诵歌诀对照，并即席以临诊取方加减问难，答对后再指迷。他指出："用药之道，譬如用兵，呼吸之顷，生死攸关"，强调学医者"须悉草木之情，察性味归经……"认为"若药性精熟，则方中加减自有法度，遂不致盲目而失方义也"。在方签批案中，简者仅三言两语如"风火挟痰""太阳伤风、阳明腑实""仿表里双解法""肝热脾湿火郁发黄治宜……"等，言虽简而辨证论治悉具；多者达二三十字，文多古体，理法方药则详尽无遗，以示后学效尤。

李子光经常与学生们说起他年轻时，当时福州的不少名医经常在上午忙完门诊之后、下午闲暇之余，就在某个茶摊（类似现在的茶室）会聚休息，借喝茶时间与同道们聊天。由于职业的关系，这些名医主要谈论的内容不免涉及他们临床中碰到的一些病例，而这些名医之间不乏伤寒名家、温病名家，有的擅治脾胃、有的善调肝肾、有的以治疗外科疮疡痈肿见长、有的则以调治内伤杂症为善。由于他们有着不同的专科特长、不同的流派与师承，所以其中不免会有争论，他们会相互举例阐述自己的经验与看法，这个过程就像病例讨论会一样，充满了浓郁的学术气氛，对于刚出道不久的李子光自觉从中获益匪浅，学到了多学科、多门派的知识和经验，因此他常说自己医道虽不如古之叶天士，但在为医之生涯中遇到的良师却不比叶天士少，很有幸。而这些经历使他在行医之中能够不仅以家传之儿科、骨伤科为主，还兼通内、妇、外及针灸等，既通温病又擅伤寒，甚至还掌握了中药的炮制及外科膏药的炼丹等制作工艺。回忆起往事时，李子光感叹道，能在医道上成为多面手完全得益于其扎实的基本功。所以他在《论中医基本功》中说："考古诸名医，钱仲阳之儿术，陈自明之妇科，孙思邈之刀圭，虽各有专长，而何尝未旁通各科？盖以熟知基本功故也。尤以秦医扁鹊，精各科擅针灸，为医之上工，诚今之所谓多面手也，此岂非基本功之功欤。"因此他在授徒过程中特别强调要打好基本功，除此外还要博览群书，尤其是结合临床多读一些名医医案如《名医类案》《临证指南医案》等以及名家名方，不拘一门一派之见，只有见多识广并融会贯通，方能成为良医。

二、伤寒遵仲景，蹈规矩，辨疑似

李子光尝谓仲景立方之严，吾辈极宜遵循不苟，虽变其方亦不离六经辨证，视规矩方圆而加减，参表里虚实而裁夺。观李子光治疗伤寒案例，确信其审证谨慎，能参仲景玄机妙境。造诣之深，尽得其秘奥之处，了然于心，应用自如。如对丁太阳伤寒还是太阳中风，他认为总是由于外感风寒所致，只是由于素质禀赋或地理区域之别，因而出现证候差异。在福州地区，因为地处东南沿海，气候偏于温润，肌肤腠理相对疏松，即使系太阳伤寒证，麻黄类峻剂亦须慎用，故临床遇有太阳伤寒病证，虽《伤寒论》有"桂枝本为解肌，若其人脉浮紧，发热汗不出者，不可与也。常须识此，勿令误也"（17条）之诚，但李子光先父集数十年经验，表明其不尽然也，往往仅以桂枝汤加减一二味，也可效若桴鼓，重者一剂而瘥，再剂而瘳。此岂非李子光善读仲景之书，焉能左右逢源、捷效如斯？

例1：王某　男性　30岁　教师

患者感冒已数日，陡于昨午，骤见恶寒发热，头痛身疼，鼻塞流涕，咽干喉涩，渴不欲饮，饮食无味，大便三日未通，小便短赤，脉浮弦，舌薄苔黄白相兼，断为太阳伤风，阳明腑实，仿表里双解法，用桂枝加大黄汤主之。

处方：桂枝 9g　　白芍 9g　　生姜 3片　　大枣 3枚

粉甘草 3g　　厚朴 4.5g　　杏仁 3g　　生大黄 9g

桔梗 9g　　淡竹叶 9g

药后微汗出，便通，而诸症若失。

例2：王某　男性　32岁　营业员

患者病起6天，先由郊区当地医生诊治，症日见危重故来求诊。分析其症状由恶寒而起，继而发热不退有汗（T 39.5℃），头痛面赤，烦躁口渴，小便短，神似昏睡，脉浮滑重按欠神，舌苔浊白，断为风伤太阳，湿遏内郁，气机不化，邪不肯透表，邪正争胜致烦渴溺赤，髣似热证，治宜解肌，佐以清利，用桂枝汤加味。

处方：桂枝4.5g　　白芍6g　　　生姜3片　　　大枣3枚

　　　厚朴4.5g　　杏仁3g　　　淡竹叶9g　　　粉甘草3g

二诊：昨方服后，当夜汗出热降（T 37.8℃），烦渴稍定，溺长，脉转缓，舌苔略退，唯见微咳，胸窒不舒，饮食欠进，太阳标邪已解，而余邪未彻，继以疏腠化湿运中。

处方：桂枝4.5g　　白芍4.5g　　厚朴4.5g　　杏仁4.5g

　　　盐陈皮3g　　煮半夏4.5g　　茯苓9g　　　淡竹叶9g

　　　山楂9g　　　粉甘草3g

三诊：前药服后，诸症屏除，体温正常（T 36.8℃），饮食二便如恒，脉缓，舌苔净。仿前方加减二剂，带着回家，服后痊愈。

例3：张某　男性　39岁　工人

患者恶寒无热，头重身痛，肢酸腰疼，鼻塞，纳减，脉浮滑重按无力，舌滑薄白苔，断为太阳伤风，少阴寒湿，表里有邪。治宜解表温里，以桂枝加附子汤法。

处方：桂枝9g　　　白芍9g　　　熟附子3g　　川厚朴4.5g

　　　杏仁3g　　　生姜3片　　　大枣2枚　　　粉甘草3g

药后恶寒罢，腰肢酸痛除，纳食欠佳，继以平陈汤加味而愈。

处方：苍术6g　　　陈皮4.5g　　厚朴4.5g　　煮半夏4.5g

　　　茯苓9g　　　炙甘草3g

例4：赵某　男性　46岁　教师

患者自诉旬日来，恶寒微热无汗，咳嗽喘鸣，痰盛欲呕，肢体疼重，不思饮食，二便如恒，脉浮弦紧，舌淡白滑，此乃素有痰饮内停，今受新寒引饮，卫阳被遏，寒饮相搏，肺失肃降，宜解表化饮、温宣平喘，用小青龙汤主之。

处方：桂枝4.5g　　白芍6g　　　麻黄1.5g　　细辛0.9g

　　　干姜1.5g　　五味子4.5g　　煮半夏6g　　炙甘草3g

服尽一剂，寒热退，咳喘平，呕止思食，再剂而愈。

例5：黄某　男性　57岁　工人

患者病已二日，骤发咳嗽上气，倚息不得卧，痰盛白黏，胸满如窒，喉间喘逆如水鸣声，伴见恶寒，身痛无汗，脉浮弦紧，舌苔白滑。议为痰浊伏肺，新寒引发，因而痰气相搏，阻其气道，清肃失令，哮喘乃作；卫表失宣，肺气阻逆，故恶寒身痛胸满，法当温肺散寒、豁痰利窍，用射干麻黄汤加减主之。

处方：射干10g　　麻黄2g　　桂枝10g　　　细辛1g

煮半夏5g　　紫菀10g　　款冬花10g　　五味子3g

生姜3片　　大枣3枚

二诊：上方服后，其喘已除，唯恶寒虽减未罢，系寒邪未彻，照上方减桂枝至5g，再进一剂，诸症悉除。

三、温病绍叶吴，辨阴阳，识寒温

李子光于伤寒、温病悉能明辨阴阳，识寒温殊异。伤寒既得仲景六经审证用药之要领，而温病更能洞悉叶吴分证辨邪之奥妙，理透纵横，法分缓急，于临证用药，多奏捷效，翻研其治案，足见用心之细。

例1：林某　女　5岁　1963年11月5日初诊

代诉：患者发热五六天，经前医治已数日，微汗出则热退，越半日复升，身热日见徒增。辰下：壮热（T39.5℃），咳嗽，夜烦不寐，口渴，食少，便带黏状，溲短赤，唇赤而裂，舌红苔焦黄，脉弦急。证属暑热伏邪郁于肺胃，未得清化透解，徒此以往，更虑涉及营分防逆传心包之变，急宜以清心凉膈进退。

处方：粉葛根 10g　　金银花 10g　　连翘 10g　　鲜竹叶 10g

　　　　生石膏 25g　　知母 10g　　鲜瓜蒌 25g　　郁金 5g

　　　　苦杏仁 5g　　枯黄芩 5g　　灯心草 9g　　紫雪丹 2g(分冲)

二诊（1963 年 11 月 6 日）：T 37.5℃，前药进后，烦渴顿减，夜半寐安，唯有痰鸣未息，溲稍清长，唇润，舌淡红苔退，脉转滑数。知其伏邪已从上下两解，唯肺热未尽，药已中肯，仍循前意化裁。照前方去葛根、紫雪丹，加川贝母 5g、苇茎 25g。

三诊：仍继此方加减，续服二剂痊愈。

例 2：胡某　女　9 岁　1954 年 1 月 15 日初诊

代诉：患者发热自汗一周不解，继而神昏谵语，口渴心烦，大便暴注下迫，溲短赤，经中西医针药兼施未效；诊见舌红苔浊，脉弦滑急，时值腊月，系冬温时邪犯上，未得宣解，热传于里，涉及心包，慎防变痉厥，法当辛凉解表，佐以清里通窍为是。方取银翘意变味。

处方：金银花 10g　　连翘 10g　　淡豆豉 5g　　薄荷 3g

　　　　淡竹叶 15g　　牛蒡子 10g　　粉葛根 10g　　黄芩 5g

　　　　川黄连 5g　　甘草梢 3g　　紫雪丹 2g（分冲）

二诊（1954 年 1 月 16 日）：昨进两解与通窍之方，热退汗止，烦渴略瘥，神清无谵语，利止而溺长，舌浊已退，脉尚弦滑。显见膻中之热已解，而表里余邪未清，仍按前方去葛根、淡豆豉，加芦根 25g。

三诊：再剂，诸症均瘥，脉略滑大，唇红舌燥，此胃火未清，继以凉解。

处方：金银花 10g　　连翘 10g　　薄荷 3g　　竹茹 15g

　　　黄芩 5g　　　芦根 40g　　通草 3g

连服两剂获愈。

按：例 1 以卫到气以辛凉平剂银翘散与重剂白虎汤共进开郁，使伏邪得出而清。例 2 以辛凉解表佐以苦寒清里协通窍，两解得法，一剂神清邪祛，二诊虽邪未尽退，然再剂则愈，观其用药苦心，奏效捷如桴鼓，非偶然可以所胜。

四、喜用清凉，善宣肺而止咳，化痰而定喘

李子光认为小儿"肺为娇脏"，且"藩篱疏，卫外不固，邪多先上受，肺为华盖，首当其冲"，又说"肺主宣发，主肃降，宣降相因，不宣则不降，不降亦不宣"。他还深解叶天士所说"襁褓小儿，体属纯阳，所患热病最多"一语其秘，认为小儿咳喘之作多由"痰因火炼，喘因痰逆"，故遵《黄帝内经》"热者寒之""留者攻之"之旨，并承先祖治儿之秘，治多以宣肺降气、清热化痰而定喘。用方选桑菊饮、三拗汤之意，重用前、郁、杏、竹、枳、蒌、贝、风化硝之属。用药既以苦寒与甘寒并施，防苦化燥，以清小儿无形之热，或以咸寒与苦温兼进，助寒下以理气，泻有形积热，遇喘急重候多以麻杏、覆杏之辈。用麻黄多以蜜制，取其定喘而缓其表散，既保津液又不伤其卫阳。

例：李某　男　3岁　1963年11月16日初诊

代诉：患者 T 37.5℃（肛门），咳嗽已三四个月，时瘥时发，缠绵未了，咳则面赤夜甚，痰鸣，眵泪，善烦易躁，鼻孔红赤，纳减体瘦，唇赤，舌红苔浊，脉滑。系风火痰郁于肺，当宣发肺气，清热化痰止咳。

处方：旋覆花 4.5g　　苦杏仁 3g　　连翘 9g　　牛蒡子 9g

　　　桔梗 6g　　　竹茹 9g　　　枳壳 3g　　浙贝母 9g

前胡 3g　　　　黄芩 4.5g　　　桑白皮 6g　　甘草 3g

二诊（1963年11月18日）：T 37.5℃，连服两剂，肺气已宣，咳减，痰少，余证均瘥，唯鼻孔红赤未退，系肺热未清，宜续清肺热为治。

处方：桑叶 3g　　　旋覆花 4.5g　　苦杏仁 3g　　竹茹 9g

　　　枳壳 4.5g　　　牛蒡子 9g　　川贝母 4.5g　鲜瓜蒌 10g

　　　黄芩 4.5g　　　滑石 25g　　　甘草 3g

三诊：又进2剂，咳嗽已减十之七八，痰鸣顿失，纳增，鼻孔红退，后续前方，去瓜蒌，减旋覆花为2g，服两剂痊愈。

五、膏粱异常断因果，地土方宜辨寒温

李子光善辨真假、疑似，不为是非所惑。临床多见有同病异治、异病同治案例，或温补，或泻实，不失《素问》《难经》经旨，能于膏粱异常断因果，地土方宜辨寒温。对蛛丝马迹，不轻易忽略，四时八忌，能权衡取舍。

例1：黄某　女性　50岁　教师

患者月经提前旬日而至，大量崩血不止，血中觉有热感，自汗不休，神疲腰痛，脉息弦滑，舌苔黄浊，断为气虚致神疲自汗，血热故下迫血崩，急宜益气凉血，佐以固摄下焦。

处方：潞党参 15g　炙黄芪 15g　　白芍 9g　　生地黄 15g

　　　焦栀子 9g　　川黄连 3g　　地榆 12g　　龙骨 15g

　　　牡蛎 48g　　　淮山药 9g　　续断 9g　　粉甘草 3g

进一剂血崩止，自汗除，再剂而愈。

例2：郑某　女性　46岁　工人

患者身倦数日，骤见大量血崩，头汗肢冷，四肢无力，由两人携扶至门诊，自诉要住院治疗。望其面色㿠白，神疲声微，舌色淡滑，

脉息微细，诊为心虚脾弱，血不统摄，劝伊先由门诊治疗，如若不效，再住医院未迟，遂以归脾汤加减。

处方：高丽参 6g　　　炙黄芪 24g　　当归 6g　　　白术 9g

茯神 9g　　　　远志 4.5g　　　酸枣仁 9g　　附子 3g

炙甘草 3g　　　龙眼肉 60g

二诊：翌日，步行就诊，自诉服药后 3 小时，血崩已减，夜半全止，肢温汗除，语音清亮，舌面红，脉转滑，继服六君子汤合当归补血汤善后。

处方：潞党参 15g　　白术 9g　　　　茯苓 9g　　　陈皮 4.5g

煮半夏 4.5g　　炙黄芪 15g　　当归 3g　　　炙甘草 3g

两剂痊愈。

论中医基本功

夫百工皆从基本功为始，至于装饰精粗，则随之拙巧分高低，孟子曰：离娄之明，公输子之巧，不以六律，不能正五音，不以规矩，不能成方圆。鉴吾医亦工也，其基本功亦何异哉。不读中医经典，焉能博览群书，今言中医基本功，或曰阴阳五行为准，或曰经络脏象为先，或说四诊八纲为本，或说脉因证治可循，各刍所见不同而论之。

余忆当年授徒之时，语及学医之道，应从基本功为始，如无基本功在心，虽博览诸大家之书，若痴如醉莫解其所以也。至临证，治愈者亦不知其所以然，治坏者更不知其所以弊，类盲人骒马终坠重渊。而中医基本，首遵经典，如《黄帝内经》《难经》《本草纲目》《伤寒论》《金匮要略》，诵读开端，继览诸家学说，方能融会其旨，且诸大家巨著，无非遵循经典，参其己意而发挥，经典既熟，则浏览其书，如履旧途，重温故典，始徹其句何从，达其词意方易，虽各刍所见不同，而经典熟，则阴阳五行、经络脏象、四诊八纲、脉因证治，功在其中矣；则临证循案，取法，议方，合药，成竹在胸。倘偏见一隅，舍繁就简，何异弃主求宾？

考古诸名医，钱仲阳之儿术，陈自明之妇科，孙思邈之刀圭，虽各有专长，而何尝未旁通各科？盖以熟知基本功故也。尤以秦医扁鹊，精各科擅针灸，为医之上工，诚今之所谓多面手也，此岂非基本功之功欤？

观后之学医，各择一科，亦先基本功成而后专，为妇科则增胎产经带，幼之痘疹惊疳，外之痈疽疔疮，而树一门，未有崇末而弃本也。

论医之道，在乎识证、立法、用方，此为三大关键，一有草率，不堪为医，常有证既识矣，立不出好法者，或法既立矣，用不当好方者，此责基之不立，学而无序，为医之憾也，然三者之中，识证尤为紧要，若法与方，只在平日看书多记，如学者记诵之功；至于识证，须多参古圣先贤之精义，由博返约，临证方能有卓然定见。故经典著作，而理法方药居焉，为医之圭臬，工之规矩，行之巧拙，须看智愚。

再论方中，用药之道，譬如用兵，呼吸之顷，生死攸关，是以军有纪律，方有法度，将有进退，药有加减，须悉草木之情，察性味归经，其机至神，安可小视之，若药性精熟，则方中加减自有法度，遂不致盲目而失方义也。并理法既明，而方外亦有方，如古人立方，不外辨证论治而设，在昔时亦是杜撰，至今日道他为古，倘今人能合于理法配药成方，应效必然，亦无不可，岂徒让古人哉？

按研读基本功既熟，贵在通权达变，神而明之，存乎其人，因此吾所论之中医基本功，不能偏见，重此经轻彼典，对于经典岂可缺一而论功，再广而充之，学无止境，何况学医耶。叹余不敏，才学浅陋，仅参五十年学医临证所得，爰进刍言，不当之处，尚希指正。

中医对溃疡病的辨证治疗法则

胃及十二指肠溃疡病是现代医学之名称，在中医古代文献上未有此等病名，且中医脏腑生理中，谓胃在膈下，上接食道，下通小肠，其经脉络脾，胃上口为贲门、下口为幽门，贲门部又名上脘，幽门部又名下脘，其间为中脘，三部统称胃脘，正合西医称胃及十二指肠为上腹部。因此，胃及十二指肠溃疡病皆属于祖国医学"胃脘痛"之范畴。兹将中医组治疗溃疡病之方案以辨证论治为法则，分述如下。

一、脾胃虚寒

症状：胃痛隐隐，泛吐清水，喜暖喜按，神疲乏力，四肢不温，饥时为剧，腹胀，大便带溏，舌淡苔白或灰腻，脉虚软或沉迟。

治法：宜温脾健胃为主，用黄芪建中汤（黄芪、桂枝、白芍、炙甘草、生姜、大枣、饴糖）。如痛发之时，可合良附丸（高良姜、香附）。寒盛痛甚肢冷，用大建中汤（潞党参、干姜、花椒、饴糖）。痛止之后宜常服香砂六君子汤调理。

二、脾胃郁热

症状：脘痛剧于食后，心下烧灼引胸，泛酸呃逆，心烦嘈杂，口甘、口苦或臭，大便干燥或秘，舌红苔黄，脉弦滑数。

治法：宜疏肝清热为主，用化肝煎加减（青皮、陈皮、白芍、牡丹皮、栀子、吴茱萸、黄连），便秘加大黄。如虚热者，伤及阴分，饥时作痛，胃脘痞满，神疲乏力，形体不充，手足心热，口干不渴，嗳气吞酸，舌淡黄舌尖红，脉细数，用橘皮竹茹汤（陈皮、竹茹、潞党参、煮半夏、枇杷叶、麦冬、粉甘草）；或一贯煎（沙参、麦冬、当归、生地黄、枸杞子、川楝子），痞满加鸡内金。

三、肝胃不和

症状：脘痛引及两胁，嘈杂泛酸，大便时溏时硬。气候转变时痛增，休息后痛减，头晕呃逆，心烦口苦，舌红苔腻，脉弦细缓。

治则：清热降胃，用四逆散合左金丸（柴胡、白芍、枳壳、甘草、吴茱萸、黄连）为主，痛剧加延胡索、川楝子，如挟食积中阻，纳呆苦腻，可加神曲、麦芽；如因外感，可加紫苏梗，有痰加煮半夏，胸闷气滞加百合、乌药。

四、血瘀

症状：痛有定处而拒按，食后较甚，或见吐血便黑，甚则舌质带紫，脉涩。

治法：实者宜通络活血，用失笑散（蒲黄、五灵脂）为主方；痛甚加香附、乌药；如便黑不止，则加当归、白芍、三七等以助止血化瘀之力。虚者必见面色苍白，头目皆眩，舌淡脉细，治宜养血止血、柔肝敛肝为主，用调营敛肝饮（当归、川芎、阿胶、枸杞子、五味子、酸枣仁、茯神）为主；血出不止加三七、白及以化瘀止血；若失血日久，倦怠少气，唇白舌淡，脉细弱者，可加人参、黄芪、白术、炮姜等以益气扶元、温脾摄血；如虚而有热，舌质光红，脉细数者，可加生地黄、玄参、牡丹皮、地榆、侧柏叶等以滋阴凉血。

另外，可用胃痛散以止痛。

处方：煅海螵蛸 3g　　延胡索 1.5g　　白及 1.5g　　煅瓦楞子 1.5g

　　　　鸡内金 1.5g　　五灵脂 3g　　粉甘草 1.5g

共研细末，每次 6g，调开水服。

我对肥胖病临床治疗的初步探讨

肥胖病，在中医文献上未有明确记载这种名称，仅为证候中的一种象征，类似水肿而非水肿，经年累月症状无甚变化，并发症状虽有不同增减，而肥胖形态仍然共同存在。其中一部分患者经现代医学科学检查，认为因内分泌疾患而造成肥胖形态，而此症状与未经现代医学科学检查者相比无异，故未能称该症为水肿，或未能以内分泌的病名冠之，而暂称为肥胖病。本科室曾于短短半年时间内收治肥胖病患者 30 例，按其症状分析，索其病因起源，试行治疗，作初步探讨，分述如下。

一、临床资料

本文 30 例中，均是女性。年龄在 20~30 岁者 6 例，31~40 岁者 19 例，40 岁以上者 5 例；病程在 1 年之内者 5 例，1~2 年者 7 例，2~3 年者 8 例，3~4 年者 6 例，4 年以上者 4 例，其常见症状、自觉起病原因与治疗观察，详见表 1~ 表 3。

表 1　30 例常见症状

常见症状	身肌肥胖	腹大肉厚	中脘饱闷	多食则膜	四肢水肿	倦怠乏力	心悸头痛	腰或腹痛	动则气喘	大便常秘	小便或短	月经不调	伴有带下	身重强硬
例数	30	30	10	16	16	23	18	12	18	11	11	17	11	2

说明：所列的常见症状，身肌肥胖与腹大肉厚为百分之百，倦态乏力、月经不调亦占多数，其余症状统为观察。肥胖病与水肿略有差别，肥胖病的肌肉丰肥（脂肪丰厚），非似水肿皮肉松软，以手按之，

随手而起，如裹水之状而色不降者。

表2　30例自觉起病原因

起病原因	产后	流产	结扎	甲状腺手术后	其他
例数	14	8	3	2	3

据上述数据统计分析，患者的"自觉起病原因"以产后出血、流产后而起病者占据2/3以上：因结扎、甲状腺手术后的尚属少数。如从现代医学观点论及，该肥胖病的病因似与产后脑垂体功能减退及内分泌功能衰退、紊乱或失调有关，而这类疾病的临床表现与中医的因产后失血、带下崩漏或因劳伤过度、情志惊怒、体禀虚弱致脏腑亏虚，损及冲任等奇经之脉所致之临床症状基本接近。故认为该肥胖病的发生与冲任虚损为主，肝脾肾功能失调次之。

表3　30例治疗观察

疗效观察	将愈	显著	好转	不明显
例数	10	8	8	4

说明：将愈，指症状大部分消失，肥胖消至80%以上；显著，指症状减轻大半，肥胖消至50%以上；好转，指症状略减，肥胖消失至30%以上；不明显，指症状略减，肥胖未消。

二、辨证施治

根据临床观察，本病从发病开始，不论时间远近，均患身肌逐渐肥胖，体重增加甚至达十多千克，且伴有本文表1所列的各种症状，而健康的肥胖者则未曾有症状发现。于是结合舌、脉，按不同病机、初步分型、辨证施治原则及主要方药，简述如下。

（一）冲任损伤证

症状：身肌肥胖，腹大肉厚，月经不调，血量或多或少，以及带

李子光医论

下绵绵，四肢乏力，面色㿠白，舌淡红或薄浊，脉弦细或沉濡。

辨证：该证多起于产后，或流产后大量出血，或多产致脏腑损伤，损及冲任二脉，久而不复，血海与胞宫不能职守正常，致月经病与带下病，血分亦因之而虚，外实内虚而现肥胖。

治法：平补冲任奇经为主，随证加减。

方药：黄芪、当归、菟丝子、肉苁蓉、杜仲、熟地黄。

加减：经水不调加香附，经血量多加地榆、党参；带下绵绵加龙骨、牡蛎、椿皮；腰腿酸软加鹿角胶。

（二）脾虚挟湿证

症状：身肌肥胖，腹大肉厚，中脘饱闷，多食则䐜，四肢水肿，倦怠乏力，舌淡红苔薄白或厚浊，脉缓或濡小。

辨证：脾土衰弱，运化失职，致中脘饱闷，多食则䐜；脾主四肢，虚则倦怠乏力，挟湿则水外溢，出现四肢水肿。

治法：运中化湿。

方药：平胃散加味。苍术、陈皮、厚朴、槟榔、神曲、香附、大腹皮、粉甘草，另送服小温中丸。

加减：如大便不畅加熟大黄，小便不利加茯苓皮、泽泻。服至中脘宽舒，饮食不䐜，继用六君子汤加味调理善后：党参、白术、茯苓、陈皮、煮半夏、黄芪、当归；腰膝无力加菟丝子、牛膝。

（三）肾虚肝旺证

症状：身肌肥胖，腹大肉厚，头晕心悸，动则气喘，或大便常坚，小溲短赤，夜寐不宁，或面红咽干，心情急躁，舌红或无苔，脉弦滑或沉数。

辨证：因肾阴受损，水不足以涵木，肝阳上亢，致头晕心悸、夜寐不宁、心悸急躁，阴虚血燥可致便坚、溲短。

治法：滋肾养阴，平肝润燥。

方药：以六味地黄汤加减。茯苓、淮山药、生地黄、熟地黄、牡丹皮、泽泻、知母、黄柏、女贞子、墨旱莲、龟甲、鳖甲。

加减：咽干加石斛、麦冬，便坚加火麻仁，溺短加车前子，气喘加紫苏子。

（四）湿郁气滞证

症状：身肌肥胖，腹大肉厚，脘闷食减，肢节痹疼，身重强硬，胸膈不舒，二便不畅，舌厚浊或薄腻，脉涩或沉实。

辨证：多因七情郁结或惊怒所致，湿热内郁，气滞不舒，故见胸脘痞满，肢节痹痛。

治法：化湿调气，兼通三焦。

方药：苍术、黄柏、神曲、槟榔、香附、大腹皮、茯苓皮、焦山栀，另送服小温中丸。

加减：便秘加熟大黄，溲短加萆薢，身重加防己、黄芪。

三、讨论

（1）所谓肥胖病，仅指身体外形由于各种病因不同所引起的病理性异常发育，而出现全身肌肉脂肪肥胖，腹大肉厚的共有特点而称。从性别上来看多为女性，从病因来看亦多与产后引发有关，从年龄来看则亦多见于30~40岁的已婚妇女，从病变上来看仅是生理性改变，逐渐成为慢性疾患，甚至达六七年之久，难以治疗。通过临床初步探讨审证求因，认为是奇经八脉中冲任二脉为病，盖冲为血海，任主胞宫，如《素问·上古天真论》所说"女子二七而天癸至，任脉通，太冲脉盛，月事以时下，故有子"，指出女子月经胎产病，与冲任二脉密切相关。同时现代医学也证明子宫的疾病多是属于内分泌失调，故子宫、卵巢、肾、冲、任等紊乱，亦无不有关。

（2）在临床上虽是由于症状不同采取分型来辨证施治，处方各异，而其治疗重点则不离冲任二脉，其并发症状偏多，总归多属于肝脾肾三脏。如从经脉关系来看，任主三阴，足三阴经脉都在中极穴，与任脉并行腹里，得以相通。由此观之，其并发症的产生与冲任二脉不能绝然分开而谈，故立法处方虽有不同，然其治疗原则大同小异。

（3）本文搜集的30例肥胖病，按照中医辨证思路予以初步探讨，取得一定的疗效，但其中有"好转"和"不明显"等，均因疗程短暂而未能作全面彻底的远期疗效观察。以及所观察的病例为数不多、治疗经验还未充实，这些都有待今后进一步探讨其病理机制并总结。

白带辨证治验

一、前言

"带下"一证是临床上最常见的一种妇女疾病，祖国医学对这种病症有着很广泛的论述。如《素问·骨空》说："任脉为病……女子带下瘕聚。"《医宗金鉴》云："带下者，由于劳伤冲任，风邪入于胞中，血受其邪，随人脏气湿热、湿寒所化……"故其分有五色，为隶属于五脏的湿化而成。《临证指南》也指出："带下者由湿痰流注于带脉而下浊液，故曰带下，妇女多有之，赤者属热，兼实兼火治之；白者属湿，兼虚兼痰治之，年久不止，补脾肾兼升提。"在《济阴纲目·赤白带下》中，论带下亦有数家不同的说法，见仁见智，各有可取。傅青主在他所著的《傅青主女科》中把"带下"列为首篇，认为："带下俱是湿证。而以'带'名者，因带脉不能约束而有此病，故以名之。"由是我们认为带下一证，属于任、带二经主病，而兼证为次。现就临床常见的带下疾患，按治疗经验所得，审病因，辨虚实，结合体质的盛衰、病程的新久，然后予之因证施治，随证立方。分为虚实两型治疗法则用于临床，疗效颇为满意。兹将治验分述如下，希予同道指正。

二、辨证论治

（一）虚型

（1）脾虚带下：其主要症状为阴道流出的一种分泌物，色白如涕如唾，稠黏稍有臭秽，或经年累月不断，多见头晕腰酸，四肢乏力，饮食少思，大便不实，胸闷脘胀，面色㿠白。舌质正常，苔薄白而滑，脉

上篇

李子光医论

25

息濡缓而弱，系脾虚挟湿，不能运化精微，脾气因之而下陷为带，法当补脾除湿，佐以运中，宜香砂六君子汤（人参、白术、茯苓、甘草、木香、砂仁）加芡实、淮山药；倘日久不止或量多者加黄芪、桑螵蛸以升提、固涩；若血虚少力者加当归、白芍以养血。

（2）肾虚带下：其色白稀清冷，量多不断，每多腰背酸痛或腹疼喜按，头目晕眩，心悸耳鸣，倦怠乏力，溺频清长。舌质淡、苔薄白，脉息沉弱，两尺尤甚。此多因操劳过度或纵欲不节，伤及任、带二奇脉，肾阳不足或肾阴亏损，而致滑泄不固，带下淋漓。法当补肾为主，佐以固摄下元，方以六味地黄丸（山茱萸、淮山药、牡丹皮、泽泻、熟地黄、茯苓）加菟丝子、杜仲、肉苁蓉、沙苑子为主；如肾阳不足，肢冷畏寒加肉桂、附子；腰腿酸痛加鹿角胶、淫羊藿；滑泄不固加龙骨、牡蛎、赤石脂；倘肾阴亏损，相火亢旺，口渴晡热加知母、黄柏、石斛；若因经漏成带或经潮未净，即变白色，绵延不断加当归、白芍、阿胶；带久气虚下陷可加潞党参、黄芪、白术。

（二）实型

（1）湿热带下：为带下脓液，黄白相兼，或夹赤色，且有腥秽，或多或少，阴道灼热，或见瘙痒，多伴头昏胀重，心烦胸闷，肢体倦怠，大便多坚，小溲短赤。舌苔黄浊或腻，脉息滑数，此多因劳伤冲任，湿入胞中，日久蕴而化热，以致湿热下注而为带下。法宜清热化湿，以《古今医鉴》清白散（当归、白芍、生地黄、川芎、椿皮、黄柏、贝母、炮姜、甘草）去炮姜为主，大便坚者加紫草、火麻仁；小便涩痛加萆薢、栀子；阴中痛痒加车前、紫金锭（一锭研末分送）；赤带加黄芩、荆芥、地榆；湿重加苍术、白术；如宫颈糜烂（宫颈柱状上皮异位）加白及、金银花。

（2）肝郁带下：带色青黄、稠黏臭秽，胸胁不舒，头晕目眩，月经不调，肢体酸麻，或日晡潮热。舌苔黄腻，脉息弦滑，多为郁怒伤肝久而化热下注，宜以疏肝解郁清热，方用丹栀逍遥散（柴胡、当归、白芍、茯苓、白术、薄荷、牡丹皮、栀子、甘草）加椿皮、侧柏叶。

三、病案举隅

例1：吴甘　女　31岁　已婚　小学教师

患者产后腰痛不休，历经两年，缠绵不愈，每次月经均推迟四五十天，血少色淡，带多稀白，绵延旬日方止，舌质淡，脉缓。证属产后失调，劳伤冲任二脉，致经血不红，转为带下而现色白，宜以平补奇经为法。

处方：肉苁蓉 9g　　菟丝子 9g　　淫羊藿 9g　　沙苑子 9g

　　　鹿角霜 9g　　牛膝 9g　　　山茱萸 9g　　当归 9g

　　　赤芍 6g　　　炙甘草 3g　　×3 剂

二诊：服药后腰痛已瘥。白带减其大半，照初诊方加杜仲 9g、续断 9g。嘱连服 3 剂而愈。

过 2 个月后追查其月经已正常，色红无白带。

例2：杨某　女　55岁　已婚　中学教师

患者头目眩晕，腰酸脚软乏力，心悸不寐，带下量多，色见微黄，历有半年之久，舌苔微燥，脉濡。诊断为肝肾阴虚而致带下，法宜滋养肝肾，佐以摄下。

处方：知母 6g　　　黄柏 6g　　　女贞子 15g　　砂仁 3g

　　　龙骨 12g　　　牡蛎 24g　　　菟丝子 9g　　肉苁蓉 9g

　　　白芍 9g　　　生地黄 12g　　粉甘草 3g　　×3 剂

二诊：服药 3 剂后，眩晕、心悸不寐均瘥，带下减半，舌燥微润，唯腰膝无力。

处方：知母 6g　　黄柏 6g　　茯苓 9g　　淮山药 9g

　　　熟地黄 12g　女贞子 15g　菟丝子 9g　石斛 9g

　　　杜仲 9g

续服 6 剂，而诸证顿失。

例3：许某　女　23岁　未婚

患者带下频多，色白兼黄，味带腥秽，病经年余不瘥，头晕心悸，肢体倦怠。舌苔微黄，脉滑带数，断为湿热下注。

处方：当归 6g　　白芍 6g　　生地黄 15g　川芎 3g

　　　川贝母 4.5g　黄柏 9g　　椿皮 9g　　龙骨 15g

　　　牡蛎 30g　　地榆 9g　　黄芩 4.5g　粉甘草 3g

　　　×2 剂

二诊：服前方后，白带已减少，仍有臭秽，而头晕心悸稍宁。照上方再续 2 剂。

三诊：白带大减，腥臭已除，头晕、心悸续瘥，肢体犹倦，脉滑。处方：照上方去黄芩、川贝母，加党参 9g、黄芪 9g，连服 3 剂痊愈。

经过 3 个月后，因患新病就诊，询其白带，诉愈后未见复发。

例4：赵某　女　25岁　未婚　职员

患者带下色白兼青，臭秽稠黏不断。夜寐欠宁，胸胁不舒，时有潮热，舌苔薄浊，脉息弦滑，拟为肝气郁结，挟湿不化，法宜疏肝化湿清热。

处方：当归 9g　　白芍 9g　　丹参 9g　　焦栀子 9g

　　　北柴胡 3g　茯苓 9g　　苍术 6g　　黄柏 9g

　　　椿皮 9g　　萆薢 9g　　粉甘草 3g　×2 剂

二诊：带下臭秽减少，胸胁舒适。余证未瘥，续服前方 2 剂，夜可成寐，潮热略轻，继诊 5 次，照上方加减，计服 8 剂，白带全止，诸证向安。

四、结语

中医所谓带下，有两种涵义。广义是指妇科一切疾病，昔扁鹊过邯郸为带下医；狭义是指妇人阴道流出的浊秽液体，且带下有五色，今医者病者多统称为白带。在古代文献中，论述虽纷繁不一，但总不外乎审因论治。笔者通过临床，对常见的妇女白带病，就管见所及，治验所得，分型辨证施治，略举数例作为初步分析。

胃病辨证论治

胃病在古代文献中备载，《黄帝内经·邪气脏腑病形篇》云："胃病者，腹膜胀，胃脘当心而痛"，《黄帝内经·厥气篇》云："腹胀胸满，心尤痛甚，胃心痛也"，《黄帝内经·至真要大论》云："阳明之变，甚则心痛痞满"，又说："少阳之胜，热客于胃，烦心心痛，目赤欲呕，呕酸善饥"，再说："太阳之胜，寒厥入胃，则内生心痛"。按《黄帝内经》所说之心痛实指现在所称之胃脘痛，正如《医学心传·胃脘痛》所说"古方九种心痛……详其所由，皆在胃脘，而实不在于心也。"这很好地说明了胃病的病所正是在胃脘之中，正合乎现代医学所称的胃溃疡、胃下垂、胃神经痛等，总之中医所称的"胃病"，也就是胃脘痛。但考其病源则不一，如《临证指南·胃脘痛门》所说"阳明乃十二经脉之长，其作痛之因甚多，盖胃者汇也，乃冲繁要道，为患最易"，故胃病是临床上最常见的一大类病证。兹将临床上对于常见胃病辨证论治的原则，大致简要划分如下。

一、辨证及治法

（一）脾胃虚寒型

皆由脾胃不足，运化无权，过饥失饱，或劳伤阳气，或恣食饮冷，以致脾胃日弱，阳气式微，寒自内生，清水时泛。胃中隐痛，喜暖喜按，得食稍减，纳多则膜胀，神疲乏力，四肢不温，舌质淡白，脉虚软。宜以温运脾阳、健胃和中，方用黄芪建中合理中汤加味为主，药用党参、炙黄芪、桂枝、白芍、炙甘草、生姜、大枣、白术、干姜、饴糖等。如痛发之时，可加高良姜、香附；寒胜痛甚，可加肉桂；痛止之后，可继进香砂六君子汤调理。

（二）火邪伤胃型

五志动极皆能化火，忧怒所伤，则肝火暴炽，或辛燥炙煿所伤，则传之于胃腑；肝火暴炽，致横逆于胃，胃火有余，热郁气闭，而经气失宣，甚则灼伤胃络，而为血瘀。其状为胃中疼痛如灼，木旺则泛酸嘈杂，火盛则消谷善饥，痛有定时；木火自甚则烦躁易怒，肝胆郁火上乘，而口有秽臭，咽干、口苦，胃脉络伤呕吐血水，大便干结，甚则呈黑色，小溲黄赤，脉数，舌质红绛，苔剥。宜以泻火和胃为主，用三黄汤加味为主，药用黄连、黄芩、黄柏、牡丹皮、大黄、石斛、生地黄、延胡索、川楝子等。如迫血妄行，加侧柏叶、地榆、蒲黄炭。

（三）肝木侮土型

木喜条达，胃喜通降，若因七情郁结，肝气郁而不舒，则木横侮土，土德困倦，则升降失司。表现为胃脘隐隐作痛，甚则痛连胸胁，按之较舒，食欲不振，饮食不化，嗳气吐酸，大便时溏时秘，脉沉弦，苔薄白或腻。宜以抑木扶土、疏肝理气，方以逍遥散加减为主，药用当归、白芍、柴胡、茯苓、白术、延胡索、川楝子、百合、乌药、甘草、左金丸等。或用苦辛开泄，药用黄连、党参、干姜、煮半夏等。

（四）痰食积滞型

饮食不节，脾胃乃伤，或因食不易消化之物，脾失健运，致湿痰与食滞互阻于中焦。致有胃痛每发于暴食之后，兼见胸脘胀闷，嗳腐吐酸，呕吐泄泻，不思饮食，脉弦滑，苔白而厚腻。宜以豁痰消积，方以平胃散合保和汤加味为主，药用苍术、厚朴、陈皮、神曲、山楂、煮半夏、茯苓、莱菔子、麦芽、延胡索、鸡内金、粉甘草等。

二、病例举隅

例1：陈某　女　50岁　幼儿园教师

患者肇病数载，胃脘疼痛胀坠，引及腰胁，腹鸣嗳气，泛溢酸水，纳谷倍增仍不充饥，二便如恒，畏冷自汗，经西医诊断为胃下垂，屡治罔效。近月余日，系因案牍劳形，其恙益甚，并伴眩晕、耳鸣、不寐，舌质淡红，苔薄白微浊，印象为中气虚怯，肝肾两亏，拟先扶中土后理肾肝，以黄芪建中汤主之。

处方：炙黄芪 9g　　桂枝 4.5g　　生芍药 4.5g　　熟芍药 4.5g

生甘草 4.5g　　熟甘草 4.5g　　生姜 3 片　　大枣 3 粒

饴糖 2 盏（分冲）× 2 剂

二诊：服药后，胃脘痛减小半，而腰胁痛亦轻，余证仍在，口微干，舌脉如前，按照上方加天花粉 15g、天冬 25g，共 2 剂。

三诊：胃痛引胁均已显著瘥减，适量纳谷可以充饥，改方继进。

处方：桂枝 3g　　白芍 9g　　炙黄芪 9g　　酸枣仁 9g

天花粉 9g　　天冬 9g　　小麦 9g　　炙甘草 3g

× 4 剂

经过 25 天之后，该患者前来就诊。问其病情，据答前药服完之后，胃脘痛除不发，饮食适量照常，唯眩晕、耳鸣、不寐未愈，与知柏六味丸，嘱其常服。

例2：陈某　男　35岁　教师

患者发病已 3 年，旋轻旋重，均感胃脘剧痛，胸腹热灼，心中嘈杂，烦躁少寐，呃呃吐酸，口秽臭而频渴，便常秘而肛热。X 光透视诊断为"十二指肠球部溃疡"，曾经多方诊治，均无疗效。舌质红绛，中心苔剥如铜钱大，脉滑数，稽其病机系属肝火暴炽传之于胃，热郁气闭，灼伤胃津，治宜泻火以救胃阴之法，缓图疗效。先用三黄汤加味，以泻火养阴。

处方：黄芩 9g　　黄连 4.5g　　黄柏 9g　　大黄 9g

　　　石斛 15g　　生地黄 15g　　竹茹 15g　　延胡索 9g

　　　川楝子 9g

另用芦根 120g、玫瑰 6g，代茶饮。

按：本方连服 5 剂（进 3 剂便即畅通，去大黄继服）而胃脘灼痛少减，烦呕嘈杂稍瘥，其舌干苔剥尚未恢复。遵此治则，其后按证转变，均以本方加减，计疗程经过达 4 个月，服方 60 余剂，症状随之递减，至今诸症顿失，体已康复。

例 3：林某　男　35 岁　公司员工

患者病经 8 年，中脘作痛，引及胸胁，纳食不爽，嗳气吐酸，频频无有宁日，历经中西医治疗不愈。痛时自服复方氢氧化铝（胃舒平），暂时痛止，但半天后又复发，8 年来服复方氢氧化铝难以数计，舌苔薄白，脉息沉弦。按其脉证，认为木横侮土，土虚不运。拟先和肝胃，佐以消滞，观其成效，再议补中之法主之。

处方：百合 9g　　乌药 4.5g　　白芍 9g　　川楝子 9g

　　　延胡索 9g　　山楂炭 9g　　麦芽 9g　　神曲 6g

　　　五灵脂 6g　　甘草 3g　　　左金丸 9g（分送）

服药后中脘痛减，饮食略增。

二诊：照前方连进 5 剂，痛状十减之八，纳食觉舒，且常服复方氢氧化铝之习惯革除。视其病情，木土稍和，病久属虚，运用消补兼施之法。

处方：党参 9g　　白术 9g　　陈皮 4.5g　　煮半夏 6g

　　　茯苓 9g　　木香 2.1g　　山楂炭 9g　　白芍 9g

　　　炙甘草 3g

等味加减 10 剂叠进，另用香砂六君子丸善后调理，早晚吞服各

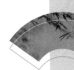

9g。经两个月的疗程，8年胃病基本上已告消除。

例4：刘某　男　59岁　公司员工

患者前一年经 X 线检查诊断为胃溃疡，经医院开刀后，尚觉中脘胀闷，不思饮食，食后则膜痛，大便不畅，舌苔浊腻，脉息弦滑。系因开刀后，溃疡虽愈，而脾失健运，以致湿痰挟积，阻滞中焦，时痛厌食，先拟消积运中为主。

处方：苍术 6g　　厚朴 4.5g　　陈皮 3g　　神曲 6g

　　　　麦芽 9g　　鸡内金 6g　　川楝子 9g　　酒大黄 3g

　　　　粉甘草 3g

初服 1 剂未见增减，继服 2 剂后，食入膜胀已瘥其半，大便亦畅。脘痛转轻，续用前方加百合 9g、乌药 6g、槟榔 6g，或左金丸 3g，又服 6 剂，中脘胀闷已瘥，食入不觉膜痛，大便通畅。治疗时间已两星期，饮食徐徐转佳。但患者自觉胃脘已感舒适，自用营养，恣食牛肉，复觉脘闷不饥，系因温补油腻积滞，致脾胃运化不常，拟继第一方再服，而胃脘又觉舒适，饮食转常，至今已将近两个月均无病变。可见胃病因痰食积滞，而致脾胃失其健运之机，引起脘痛不食诸症，以消为补之法，则积消而脾胃亦健。

三、结语

（1）本文为半年来，笔者通过临诊所搜集的资料，以及重温中医经典及古人论著，把临床上常见各种胃病归纳为脾胃虚寒、火邪伤胃、肝土侮木、痰食积滞等 4 种不同类型。先从病因病机作简要叙述，遵循辨证施治，拟定出治疗法则和主方，并选附各型病例中各择其一，举要说明。

（2）由于本文是单纯以祖国医学理论为主，仅从四诊八纲辨证所得作为诊疗依据，并未系统搜集 X 线和化验室检查资料来进一步证实，是为一憾。

运用黄芪建中汤治疗胃下垂的体会

我们在临床上每见胃病患者，除溃疡病外，其他胃病属于脾胃虚寒者很多，其中曾经 X 线钡餐透视诊断为胃下垂症者，病程多为一二年至数年，胃下垂至一横指或三四横指程度浅深不等，其常见症状有饥时隐痛，得食缓解，食欲不振，消化不良，多食又见胃部下坠以手按托之则觉自若，或伴有呕吐，或吐酸苦水，大便多溏，小溲清利，神疲乏力，面色苍黄等，舌苔白滑或淡，脉息沉细或弦弱，基本符合中医所说的脾胃虚寒之征象。盖人之生也，莫不饮食，胃为饮食之关，故饥饱失时，暴饮暴食，劳逸不调，寒热所伤，嗜食酒酸辛及精神感扰等，皆能违反胃之生理常态，久而久之，则胃之功能紊乱，从而导致胃之器质发生变化，形成各种胃病。如东垣《脾胃论》云："胃中元气盛，则能食而不伤，过食而不饥，脾胃俱旺，则能食而不肥，脾胃俱虚，则不能食而瘦，或少食而肥，肥而四肢不举。"此段系言脾胃盛衰之象。而胃下垂病系脾胃虚寒、胃中元气衰微而不旺盛所引起，再按临床上所见之胃下垂证候舌脉，体会到皆属脾虚胃弱、脾阳不振之列，论治当以培补中气为主，故用黄芪建中汤加减。

处方：黄芪 15g　　桂枝 4.5g　　白芍 9g　　炙甘草 3g

　　　生姜 3 片　　大枣 3 枚　　饴糖 30g（分冲）

本方为温养中气之剂，实属桂枝汤加味，而非解外之方，加以黄芪补益中气，升举其胃；重用饴糖，甘温补中；倍用芍药，苦平益阴。甘温辛苦合用，能调和气血、平补阴阳，旨在建中，故名黄芪建中汤。如便溏不实，加白术以扶脾土；消化不良加麦芽以运中；呕呃加姜半夏以降逆；隐痛不休，加川楝子以止痛；脘闷，神疲乏力加党参以补元气。本方治疗胃下垂颇称满意。兹将病例略举三则，以为公诸参考并希指正。

例1：徐某　男　39岁

患者中脘作痛，饥时更甚，饮食少思，神疲乏力，二便如恒，将及1年，中西药罔效，曾于本年10月29日胃肠作X线检查示胃下垂3横指。11月21日来诊，舌苔薄浊，脉息弦小，诊为中气虚弱而木乘证。拟用黄芪建中汤加味。

处方：黄芪15g　　桂枝4.5g　　白芍9g　　　　粉甘草3g

　　　生姜3片　　大枣3枚　　饴糖45g（分冲）　吴茱萸0.9g

　　　黄连片6片（分送）　　　×1剂

二诊：昨服1剂脘痛略减，舌脉同前，继照本方加川楝子，服2剂。脘痛减至大半，又服2剂痛除，饥时亦不痛。后用原方：炙黄芪9g，桂枝3g，白芍6g，炙甘草3g，生姜2片，大枣3枚，饴糖45g（分冲），食欲逐渐增加，神强力壮，续服11剂基本向安。

例2：张某　男　43岁

该患者曾于1965年1月11日作胃肠X线检查示胃下垂4横指，又1966年6月25日检查示胃下垂5横指，拍片证实均无溃疡病变，于本年11月2日来诊，辰下：中脘隐痛，夜半饥时痛转剧烈，多行多立则觉胃部下坠，以手按托方快，大便次数多而溏，时或嗳气，舌苔薄浊，脉息弦小，证属胃虚脾阳不振。

处方：桂枝4.5g　　白芍9g　　炙黄芪12g　　煮半夏4.5g

　　　木香1.5g　　生姜3片　　大枣3枚　　饴糖45g

服3剂后痛减，行立尚觉胃部下坠，继用黄芪建中汤原方，生姜改用1片，续服14剂，痛除便实，饥饱自若，行立不见胃坠，脉转和缓，基本上病情消失。

例3：黄某　男　31岁

患者病经4个多月，症见胃脘刺痛，饥时痛甚，口中流涎，食欲不振，大便常软，舌滑脉弦。胃肠X线检查示胃炎并胃下垂。按脾胃虚寒多见隐痛，而刺痛剧为胃虚肝气乘势而侮脾，拟行温养中气，俾脾土强而防木侮，故方用黄芪建中汤加川楝子。4剂后饥时痛止，次加白术、山楂炭，大便转实，食欲增加，继用前方进退，前后计服20剂，诸症基本消失。

体会：按胃下垂证在临床上治疗均经胃肠X线检查而言，其症状与中医所云之虚寒胃痛相符，可运用黄芪建中汤加减治疗以温养胃气为主，使胃强诸症消退。用药过程须达到足够疗程为妙，疗效多获满意。今只举3例，介绍内容未免简陋，乞请同道教正。

我对黄疸病因之一些见解

黄疸，今西医称之为肝炎，有急慢之分，古代文献未载有肝炎之名，但名虽不同，症状无异。笔者为中医，仅以数十年之临证管见，对黄疸病因，阐述一些见解。黄疸者身黄、目黄、溺黄之谓也。伤寒发黄，金匮发黄，立名虽异，治法多同，常考诸家之说，朱丹溪云不必分五疸，同是湿热，如盦曲相似，治阳黄有法；罗谦甫遵伤寒寒湿之旨，出阴黄之方。论证黄疸之大要亦唯有二，曰阳黄、曰阴黄，在腑在脏，寒热虚实，总括二者之中矣。

阳黄之作，湿从火化，瘀热在里，胆热液泄，与胃之浊气共并，上不得越，下不得泄，熏蒸遏郁，浸于肺，则身目俱黄，热流膀胱，溺色为之变赤，黄为橘子色，阳主明，治在胃。

阴黄之作，湿从寒水，脾阳不能化热，胆液为湿所阻，渍于脾，浸淫肌肉，溢于皮肤，色如熏黄，阴主晦，治在脾。

然黄疸病主重在脾胃，盖黄乃脾胃之色，间有涉及肝肾之候。

故知证有不一之因，则治有不紊之法，于是少阳胁痛主以和解，阳明化燥，急当清热；湿在上以辛散，以风胜；湿在下以苦泻，以淡渗；瘀热蓄血，势所必攻，汗后溺白，自宜投补；蕴热盛时，先用清中分利，后必顾脾；浊秽内郁，始宜解毒滑窍，终当补肾。表实者发汗，虚则实卫。里实者攻下，虚则建中，脾湿肾寒，纯阴之证，疗以辛热，由黄变胀，湿热者渗利，虚寒者温通，四诊当审，八纲须分，按证施治，非一方一药而可瘳。

再将临床治则略陈一些于下：

阳黄证，身热口渴，夜烦不宁，身黄溺赤，为表实多汗，以茵陈麻黄汤，或麻黄连翘赤小豆汤加茵陈主之，使黄从表解。

里实二便秘涩，腹满者，茵陈蒿汤下之，使黄从里解。

若表有汗，大便不秘，腹满者，是表里无证，不可汗下，唯利小便。宜用茵陈五苓散，使黄从水道利之。

少阳胁痛，络瘀不通，以小柴胡汤去参合金铃子散，加茵陈蒿、枳实、焦栀子、金银花。

湿热在里，三焦遏郁，中痞恶心，便黄溺赤，以苦辛寒主之，如栀子、黄柏、杏仁、石膏、煮半夏、姜汁。

由阳黄变肿胀，舌红脉实者，湿热内郁，以苦辛渗利为主，如鸡内金、海金沙、厚朴、大腹皮、猪苓、槟榔、通草。

阴黄证，身冷不渴，四肢软弱，大便不实，舌白脉虚者，温脾以茵陈理中汤、温肾以茵陈四逆汤主之。

阴黄转为胀满，溺白便不实，属虚寒者，以温中调气之厚朴温中汤主之，若虚而兼寒者可加附、桂。按此证，多因服药行气利水克削，或下之以求通快，不知暂快一时，则真气愈伤，胀满愈甚，多致衰败，斯证很多见，须遵经之所谓塞因塞用从治之法，仍用上方主之。

又常见黄退之后，绵延不愈者，症见面色晦黑、失眠多梦、咽干口渴、右胁肿疼或腰酸疼、舌红脉弦大。此证由脾胃湿热久郁不解，土反侮木，肝胆火灼，肝子病累及肾母，溺仍黄赤者，宜清肝滋肾，佐泄湿热，如常用知母、黄柏、龙胆草、山栀子、黄芩、沙苑子、石斛、生地黄、鳖甲、绵茵陈、通草之类多效。

肾盂炎分型辨治初步方案

"肾盂炎"系现代医学病名，其临床症状见有寒热、腰痛等及尿频、尿急、尿道灼痛膀胱刺激征。在中医文献中，没有此病名，相似的记载在淋、癃、腰痛、小便不利门中，我们将肾盂炎列入淋病、癃闭和湿热腰痛等范畴探讨，还是比较适合的。

中医认为本病的病因病机为肾虚而膀胱有热，不能宣行水道，停滞生湿，湿郁化热，蕴于下焦，急性之发者，多为实热证。急性期中因循失治，或治不彻底，迁延时日，转为慢性。但在治疗急性肾盂炎时，根据湿热的病因制订辨证施治方案，经各医师座谈商榷，暂可分为湿热内蕴、肾虚夹湿、气化不行 3 种类型，其治法则从辨证而施治，暂定方剂用于临床，以视效果。临床病例治疗前后均经西医检查方为科研之病例。

兹将 3 种类型症状、治法暂定统一方剂分述于下。

一、湿热内蕴型

湿热火郁蕴于下焦，尿赤灼痛、尿急、尿频，腰痛，或发热，舌质红或苔黄腻，脉弦滑或弦数，以下焦湿热蕴蓄膀胱而成尿道诸证。因肾与膀胱相表里，腑病及脏故腰亦为之痛，治宜先行分清利尿、清解湿热，以加减八正散为主，俾湿热去则不伤肾。

处方：木通 9g　　车前 9g　　萹蓄 9g　　瞿麦 9g

　　　　山栀子 9g　　滑石 24g　　草薢 12g　　灯心草 9g

　　　　甘草梢 3g

有血瘀加地榆 9g、赤小豆 24g；便秘加熟大黄 9g。

二、肾虚挟湿型

湿热火蕴不解，可能伤及肾阴，如见低热或手足心热，咽干，尿频、尿急，溺浑浊，腰痛重，舌苔薄浊或少苔而绛，脉多沉数或细弦。治法总以滋阴利尿、化湿清热，以知柏六味汤加减，按湿热伤肾致肾虚而不离乎湿热为重。

处方：知母 9g　　黄柏 9g　　生地黄 15g　　淮山药 9g

云茯苓 9g　　女贞子 9g　　泽泻 9g　　地骨皮 9g

石斛 9g　　瞿麦 9g　　萹蓄 9g　　菟丝子 9g

如尿道诸症已减，而腰痛未瘥可加续断 9g、淮牛膝 9g。

三、气化不行型

膀胱湿热内结，气化不行，致小便不利如癃，尿频，或小腹拘急作痛，舌苔薄浊，脉息弦涩或沉急，以化气利尿清热为主。

处方：山栀子 9g　　薏苡仁 24g　　海金沙 9g　　台乌药 4.5g

川楝子 9g　　鸡内金 6g　　滋肾通关丸 15g（分送）

按肾盂炎一证，在中医治疗中，略举其大端，以暂定方剂，作为权衡，未免有兼证者，则应随证给予加减，合于辨证论治的原则，在临床上灵活运用。如急性失治不彻，转为慢性，则多伤及脾肾，或见身倦无力，饮食少思，或微呈水肿状，倘湿热已解阶段，予其培补脾肾亦为善后治法。

肾盂炎科研系初试，本方案未免错简不周，建议每月进行一次座谈，讨论各人治验疗效，互相交流，继进一步逐步修改，更趋完善。

湿疹瘙痒的治疗经验

一、概说

湿疹是一种常见的皮肤病，有急性、慢性之分，任何性别、年龄均可发生。所发部位或见于一处，或遍发全身。虽然症状和所发部位有所不同，但初起皮肤均发现有红色疹子，或粟粒大丘疹，或小结节。开始总是感发痒，或疹处微有焮热感，甚则奇痒，搔之不休，彻夜不寐，而后瘙痒渗液，或有水疱，继则鳞屑状结痂脱屑，在临床上常见到这种病程迁延时日，或一二月至数月不愈者，或每年逢冬、春两季均有再度发生现象，很少见得快速的疗效或根治。笔者通过多年的临床实践和研究，摸索出治疗这种湿疹瘙痒的原则，选择药物，组成"止痒紫金汤"应用于临床，获得满意的疗效。

二、病因病机认识

湿疹，在祖国医学中认为痒属风，疹子的红赤属热属血，有水疱渗水的属湿。《黄帝内经·素问》病机十九条中概括地指出："诸痛痒疮，皆属于心。"由此说明湿疹之病因病机不外为风湿之邪侵袭腠理之间，不得疏泄，蕴蒸于内，引动心火，流于脾、肺二经，发于肌肤，浸淫而为痒疹。盖因脾主肌肉，肺主皮毛，故疹子所发的部位，初起均隐隐现于肌肉与皮肤之间，继则露出皮肤，发生瘙痒难忍。

三、方剂组成

（一）制方

通过长期观察临床病例，从《黄帝内经》古训，运用疏风祛湿、清热解毒为治疗原则，笔者于1964年6月制订出治疗湿疹瘙痒的方剂，因以紫金锭（太乙玉枢丹）为主要君药，将它命名为"止痒紫金汤"，全方组成如下：

金银花 15g　　紫花地丁 15g　　蝉蜕 1.5g

香连翘 9g　　苍耳子 15g　　牛蒡子 9g

川黄柏 9g　　直僵蚕 6g　　粉甘草 3g

紫金锭大一锭（小二锭）（研末，分两次送下）

（二）禁忌

小儿酌减，孕妇忌服。

（三）方义简析

金银花，甘寒，入肺、胃、心三经，清热解毒，宣风凉血，疗疥癣恶疮；紫花地丁，苦辛寒，入心、肝二经，清热解毒，以医疮毒为其特长；蝉蜕，甘寒，入肺、肝二经，凉散风热；香连翘，苦微寒，入心、胆二经，清热解毒，治疗风热表证或发斑疹，泻心要剂，疮家圣药；苍耳子，甘苦温，入肺经，发汗通窍，散风祛湿，用于皮肤痒疹风疮为特效药；牛蒡子，辛平，入肺、胃二经，疏散风热，解毒透疹；川黄柏，苦寒，入肾、膀胱、大肠三经，能清热燥湿、泻火解毒，治热盛疮疡；直僵蚕，辛平，入肺、胃二经，疏散风热，利咽散结，解毒透疹，泄热外出；粉甘草，甘平，入十二经，清热解毒，调和诸药。紫金锭（太乙玉枢丹）出自宋代王璆《是斋百一选方》，方中用山慈菇、朱砂、雄黄、千金子、五倍子、大戟、麝香，混合制成锭子，疗时行万毒，一切饮食中毒，除痈疽发背，疗肿恶疮，我们常用它为解毒透邪、止痒化疹的特效药。以上诸药配合成方，具有疏风清热、祛湿解毒、消疹止痒之灵妙，而且，将紫金锭加入其他适合方中，能治疗一切痛痒，附为介绍。

（四）辨证加减

临诊时按临床见证不同，本着辨证施治精神，予以加减变化：如兼见血热者加生地黄 15g、紫草 9g 以凉血；便秘加大黄 3g、麻仁 9g 以微通润燥；溺赤加赤小豆 24g；身发瘾疹者加荆芥 3g、防风 3g。

四、病例分析

用止痒紫金汤治疗的病例已收集 143 例（传于群众之间而治愈的病例不计在内）。病例中发病的时间有长有短，也有是每年必发的，治疗过程有服 1~2 剂即愈的，有服 5~6 剂则愈的，最多不超过 10 剂，均是逐剂见瘥，愈后而未见复发。现将病例疗效列表分析如下（表 4）。

表 4　止痒紫金汤疗效

发病时间 例数	治愈剂数 性别	1~2 剂		3~4 剂		5~6 剂		7~10 剂		不显者	
		男	女	男	女	男	女	男	女	男	女
1 个月以内者		10	5	12	0	8	9	1	0	0	0
1~2 个月者		8	4	10	8	11	3	3	0	0	0
2 个月以上者		2	0	5	2	10	2	0	1	1	0
每年必发者		0	0	2	3	8	2	7	3	1	2
合计		20	9	29	13	37	16	11	4	2	2
百分比		20.3%		29.4%		37.1%		10.5%		2.7%	

五、小结

（1）笔者经多年临床摸索，制订出止痒紫金汤以治疗湿疹，并通过观察总结 143 例经治病例，大多完全痊愈，未见复发，仅个别病例病程较长但疗程不足而效果不显。在治愈的病例中轻者仅服 1~2 剂，重者 5~6 剂，最多不超过 10 剂，疗效颇为满意。

（2）通过临床病例疗效观察，可以看出发病时间愈短，其疗效愈显著。而其湿疹的发病时间与气候变化有很大关系，雨水多发的季节因湿气较重发作较为普遍。

疹后四大证辨治简说

在小儿科中有四大证之说，即痘、疹、惊、疳四证。而麻疹系属四大证中之一，但麻疹后亦有四大证，即疹热、疹咳、牙疳、疹痢是也，为疹后之重候，切应防治，因循失治多致误人，轻则绵延不已，重则有性命之虞。由是本人只论麻疹之因，延为疹后四大证作为辨治，将临床上之体会简而言之，姑且供同道参考。

一、病因

节录先哲麻疹论述。《医宗金鉴·痘疹心法》云："疹非一类，有瘄疹、瘾疹、湿疹。盖痘疹，皆非正疹也，唯麻疹则为正疹，亦为胎元之毒伏于六腑，感天地邪阳火旺之气，自肺脾而出……"钱仲阳《小儿药证直诀·五脏疮疹证治》云："小儿在胎，吸食五脏血秽，伏于命门，若遇天行时热，或乳食所伤，或惊恐所触，则其毒当出。"《万氏家传痘疹心法》云："疮疹虽胎毒，必待时令不正之气，相传染而发。"《景岳全书·麻疹门》云："疹虽非痘之比，然亦由胎毒蕴于脾肺，故发于皮毛肌肉之间，但一时传染，大小相似，则未有不由天行疠气而发者。"马之骐《疹证纂要》云："夫婴儿麻疹，因与痘疮大不相侔，亦与斑疹、瘾疹不相同，盖麻疹亦属胎毒，乃系六腑蕴蓄积热，发自脾、肺二经，或受风寒、或伤饮食、时气感触煽动心火，燔灼肺金，肺主皮毛，故其邪发于皮肤之上，出为细疹。"以上节录各家所论疹之病因，即悉由胎毒内蓄，感时气而发，比户相传染也。但胎毒时气传染之途径，正如朱纯瑕《痘疹定论》所说"痘疮形如豆，麻疹形似麻，皆象其形而名之也。昔人皆曰胎毒，言之诚是。盖以出一次则不复出，其为胎毒可知，揆其因由天地非常之气，阴阳鼓舞，有非常之令，鼻闻其气，传入于肺，肺复传于各脏，渐次传入命门。夫然后五脏之邪气内侵，命门之胎毒外透，正疹从此而发矣。疹发而热毒之气上蒸于肺，肺主皮毛，实受其毒，发热之初，虽似伤寒，而肺家见证独多，咳嗽喷嚏，鼻流清涕，眼胞肿，眼泪汪溢，面肿腮赤，口干唇焦，此所谓正疹由于胎毒者是也"。此为时气引动胎毒而发疹之途径也，又说麻疹流行之际，未感出诊之儿，由流行此地，迁往无流行彼地，可以避免出疹，或一生不出者有之，正合今日所谓隔离预防也。

二、治法

凡麻疹出贵透彻，宜先用发表，使毒尽达于肌表。若过用寒凉，冰伏毒热则必不能出透，多致毒气内攻，喘闷而毙，至若已出透者又当用清热解毒之品，使内无余热，以免疹后诸证。且麻疹属阳热，甚则阴分受伤，血为所耗，故没后须以养血为主，可保万全，此首尾治疹之大法。至于临时权变，唯神而明之而已。倘若调理失当，虽出疹之时，未见为殃，疹后势必遗留为患，诸症随生。古云痘前疹后（即痘虑成浆与不成浆于前，疹防毒解与不尽解于后）良有以也，此次麻疹防治高论毕至，自有卓识精华，因此余只有体会疹后四大证，提出作为大家研究。

疹后四大证

（一）疹热

疹当初出或未出之时，毒气由内达外，非热不出，若既出透其热当减，疹已没而身热不除则为焦虑，其因有二端。

（1）麻疹初出之时，治不得法，疹毒不能透彻，没后余热留于肌表，毒未出尽，则见日夜发热不除，或潮热烦扰，饮食不思。用柴胡清热饮：

柴胡、黄芩、赤芍、生地黄、麦冬、地骨皮、知母、甘草。

（2）疹出之时，或因发表太过，或因失于清解，以致没后热伤阴血虚耗，则见蒸热不退，日久不减，或烦躁口渴，发枯毛竖，肉消骨立，渐渐羸瘦，酿成疹瘵。用柴胡四物汤：西洋参、柴胡、黄芩、当归、川芎、生地黄、白芍、地骨皮、麦冬、知母、淡竹叶。

（二）疹咳

疹既出透，而肺热正炽，法当清凉解毒，使肺金清肃，庶无余患，倘失于清凉解毒，或疹出不透，余毒留伏于肺，疹后势必咳嗽转甚。

如疹后咳嗽日久连绵不已，神色憔悴，宜人参清膈散加减以养血凉血清金：福参、柴胡、当归、白芍、知母、桑叶、茯苓、黄芪、地骨皮、黄芩、石膏、川贝母、生地黄、甘草。

如麻疹后咳喘不已，身热而烦，声音不清，不思饮食，唇口干燥，宜门冬清肺汤：天冬、麦冬、知母、桑叶、生地黄、黄芩、地骨皮、前胡、沙参、甘草。

身热加黄连，兼血加白茅根、阿胶；腹胀加枳壳、莱菔子；口渴加天花粉；气喘加葶苈子。

（三）牙疳

因疹后未服解毒清利之剂，以致余毒游热不退积于皮肤，入于胃中久而不散，或疹一出即收，疹毒收入于里致生牙疳，牙龈溃烂，肉腐出血，臭气冲人，甚至面颊水肿，或环口青黑，穿腮漏颊，唇崩鼻坏，齿牙脱落，轻者急治之，重者有性命之危。

内服宜清胃败毒散：生地黄、牡丹皮、连翘、牛蒡子、黄芩、黄连、黄柏、金银花、玄参、天花粉、石膏、薄荷、桔梗、甘草。热甚加犀角。

外用马鸣散：蝉蜕 6g（烧灰）、人中白 15g（煅）、五倍子 6g、明矾 6g（装入五倍子内煅），共研细末，以米泔水洗口然后敷此。

（四）疹痢

疹发之时，失于清解，疹后肺热移于大肠，变为腹痛，里急后重，赤白相兼，或下血发热，不食等症。

宜清热导滞汤主之：当归、白芍、连翘、牛蒡子、黄芩、黄连、山楂、厚朴、槟榔、枳壳、青皮、甘草。

如下血加地榆、槐花，大便不通加熟大黄，小便不利加车前子。

按：以上所谈疹后四大症，多为出疹之时调治失当，其热毒留滞于肺胃，致疹后发生。但疹后遗症多端，兹不赘述，只论四大证为疹后最危重之证，细讨病因，以及提出临床上所见到四证之病状与治疗经验作为同道研究小品，并希指正。

临床对痫证治疗之体会

《医宗金鉴》说："痫证类乎惊风，痉风者谓发时昏倒抽搐、痰涎壅盛、气促作声，与惊痉二证相似也，但四体柔软，一食之顷即醒，依然如无病之人，非若痉风一身强硬，终日不醒也。"此即辨痫证主要之法，且有分为阴、阳、惊、热、痰、食、风痫7种类型，阴痫见脏阴证，阳痫见腑阳证，因惊，因热痰，因食，因风，其证不一，治亦不同，临证需详辨之。又叶天士曾论及"痫证或由惊恐，或由饮食不节，或由母腹中受惊，以致内脏不平，经久失调，一触积痰，厥气内风，猝焉暴逆，莫能禁止，待其气反然后已。至于主治、察形证，诊脉候，以辨虚实"等句实为指示后学治痫之津梁焉。

笔者在临床上，治疗痫证颇多成效，略举三例于下，以候参考，希同道指正为是。

例1：王某　男　3岁

患者其父与其母于2月16日抱乃子来诊。代诉其子半年前因发热而作抽搐之后，经常每日下午一二时均发痫一次，手足抽搐，神识昏迷，食顷而苏醒。半年来，旋经多方中西医治疗均未见效，此次由当地专区医院介绍往福州市某医院检查究竟是属何病。他父母到福州后即前来求诊，望其两颊乍红乍白，唇红舌赤，脉数带弦。脉证互参系属肝阳风木内郁，母病累子而心火为之炽动，为阳痫之象，故每日午未之时发痫（盖午时气血注于心，未时注于小肠），理宜实则泻其子法，以清心火，火清而风熄，佐以宣络化痰为宜，方以导赤散加味主之。

处方：生地黄9g　　　木通4.5g　　　淡竹叶15g　　　地龙4.5g

甘草梢3g　　　琥珀抱龙丸1粒（研，分冲）

嘱其连服两剂。

二诊（2月19日）：发痫已止，神态自若，颊红亦退，舌赤淡些，脉转弦。照前方再服。

连续再诊至22日，计进药5剂，照前方不变，而痫从初诊起不见再发，诸症消失，舌脉正常。翌日回乡，复给予原方4剂带回续服以图根治。

例2：汝某　女　1岁零4个月

患者其母代诉，自1961年3月2日中午开始啼哭3个小时，大汗出，面黄消瘦，全身变软，神识昏迷，即往大坑医院用凉水袋罩顶，注射青霉素，挂生理盐水滴注一昼夜，神识仍是昏迷，后转永安第二医院小儿科，医生诊断为肺炎，治犹未愈至今已历1年多，今由当地专区医院持函介绍前来求诊。追溯病史患儿自出生1个多月就经常有抽风，曾经当地专区医院神经科初步检查认为有癫痫可疑，1年多来应用苯妥英钠及苯巴比妥治疗，但只能治标不能治本。辰下：经常神志欠清，面色深黄，呼唤不应，尚不认亲，痴呆不玩，犹在哺乳，不能吃饭。至发病时，如人将捕之状，则神识昏迷，项肢强直，啼不出声，手足抽掣，目窜面红，经过数分钟后方苏，每日发作十余次，最少七八次。望其舌上薄苔，摸舌质中有白芒状如鹅羽，脉息弦小，指纹紫青，初步诊断为肝风内郁挟心火痰热，病久入络，是为惊痫之象，法当搜肝风清肝火，佐以泻心豁痰为主，拟泻青汤合导赤散加琥珀抱龙丸。

处方：当归3g　　　川芎1.5g　　　羌活1.5g　　　防风1.5g

　　　龙胆草3g　　　栀子4.5g　　　熟大黄3g　　　生地黄9g

　　　木通3g　　　淡竹叶9g　　　甘草梢3g

　　　琥珀抱龙丸1粒（研粉，冲）　　　　　×2剂

二诊：症状如前，但是发痫时短，气逆得咳即苏，因其痰气膶郁，

窍道不通。

处方：石菖蒲 1.5g　　郁金 3g　　　钩藤 3g　　　龙胆草 3g

山栀子 4.5g　　木通 3g　　　甘草梢 1.5g

琥珀抱龙丸 1 粒（研，分冲）

三诊：舌苔白芒已退，发痫次数略减，小便欠利，而心火未清，痰窍尚涩，应继以镇心清火，通窍豁痰。

处方：竹茹 15g　　枳实 3g　　　石菖蒲 1.5g　　钩藤 4.5g

益元散 24g　　琥珀抱龙丸 1 粒（研，分冲）

四诊：经过 5 天时间治疗，发痫次数已减，每日只发作二三次，面黄转白，眼睛清澄，小便利。照上三诊之方再服。

五诊：发痫已断，神志转清，舌苔转为正常，仍继以清心通窍豁痰之法。

处方：竹茹 15g　　浙贝母 6g　　地龙 4.5g　　石菖蒲 1.5g

益元散 24g　琥珀抱龙丸 1 粒（研，分冲服）

自五诊以后，每次处方均以五诊之方为主，加减一二味，或加黄连或瓜蒌、胆南星，至 5 月 7 日治疗时间已半个月，未再发痫，神志清灵，呼能知且认人，啼笑自若，尚可知玩。知该候肝阳内风久郁已呈熄化之势，心火亦清，痰窍与筋络舒通，故发痫与神志同时见瘥复，基本机转。病者回乡嘱其带药 5 剂，间服冀其根治。

处方：淡竹叶 9g　　地龙 3g　　　黄连 3g　　　瓜蒌 9g

益元散 24g　　琥珀抱龙丸 1 粒（研，分冲服）×5 剂

例3：张某　男　2 岁

患儿经常啼哭至气逆即见面黄唇青黑，神识昏迷，过 10 分钟方苏，夜间小便频多有七八次，时时叹气。此为肝气不舒，中土涉虚所致发痫之象，法当舒肝宣气，少佐补中。

处方：龙胆草 3g　　焦栀子 9g　　石菖蒲 1.5g　　郁金 3g

　　　桔梗 3g　　　远志 3g　　　益智仁 3g　　甘草 1.5g

一剂而愈。

按：举此 3 例，同属痫病，其症状病因不一，治法各异。第一例患者，只至午未之时发痫，醒后无恙，主重在心热，因此纯用导赤散加抱龙丸以泻丙丁之火。第二例，自发病 1 年以来，痫发不休，症状多般，发作后虽醒然神志仍如痴，乃心火肝风并重，故先予泻青导赤以理木火二腑，后变用以益元散镇心，抱龙丸化痰通络。

第一、二例均用抱龙丸者，以琥珀抱龙丸性最平和，为久病质虚能补，兼能安神通窍镇痫，故连续服可收效。第三例证候唯肝气不舒，因而即效，此即辨证论治之法。

下篇

李子光医案

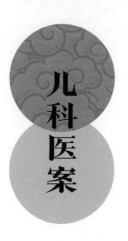

儿科医案

感 冒

林某　女　6岁

患者发热，咳嗽，气粗，腹胀疼痛，口渴，不食，T 38~40℃（口温），此系风邪挟积内郁肺胃。

处方：粉葛根 9g　　旋覆花 4.5g　　苦杏仁 3g　　竹茹 9g

　　　　枳实 3g　　　川厚朴 4.5g　　牛蒡子 9g　　山楂 9g

　　　　天竹黄 3g　　通草 3g

二诊：热退，咳瘥，气平，胀消痛止，渴除，能食，而风积已解。前方去粉葛根。

按

发热口渴，咳嗽气粗，腹胀疼痛，纳呆乃风邪挟积内郁肺胃所致，宜表里同治，故拟疏风宣肺，和胃消积为法。一诊后风散积消，诸症自平。

风　温

刘某　男　10岁　1962年3月12日初诊

患者发热4天，T 40℃，烦扰谵语，神志昏迷，口渴，便秘不食，唇赤舌红苔灰浊而厚，脉涩滞。此系风温夹湿，防逆传心包。

处方：金银花9g　连翘9g　荆芥穗1.5g　淡豆豉4.5g（后下）

薄荷3g　牛蒡子9g　淡竹叶15g　桔梗6g

粉葛根9g　大黄6g（后下）　甘草3g

紫雪丹0.6g（分冲）　　×1剂

二诊（1962年3月13日）：T 37℃，热退烦定，渴止神清，舌苔浊黄已退。照前方去大黄加瓜蒌24g，共1剂。

三诊（1962年3月14日）：诸症均瘥，饮食未增。

处方：金银花9g　连翘9g　荆芥穗1.5g　淡豆豉4.5g（后下）

薄荷3g　牛蒡子9g　淡竹叶15g　桔梗6g

厚朴4.5g　甘草3g　　×1剂

按

春季温暖，风温极多，温变热最速，经谓春病在头，治在上焦，肺位最高，邪必先犯，其为病也，身热汗出，头胀咳嗽，喉痛声浊，治宜辛凉轻剂解之，大忌辛温汗散。然而肺病失治，逆传心包络，人多不知者，俗医则妄投荆防柴葛，劫伤津液，变证尤速。此例患儿感气者即为风温之邪，先伤上焦，损及中焦，脾胃运转失司，湿浊内蕴，与风温斡旋于内，则呈诸症；故治疗当以辛凉轻剂解之，防陷心包，合以紫雪丹开窍醒神。2剂药后温解神定，唯纳食未开，予前方加减继透解风温，兼以调畅脾胃。

冬 温

陈某 男 14岁 1963年12月24日初诊

患者昨起微恶风而发热，头痛，自汗，口渴，烦狂，谵语，咽疼，大便三日未通，小溲短而带赤，T 39.3℃（口温），唇红舌苔微黄浊，脉息沉弦数。此系冬温内郁挟积热为病，法宜辛凉宣泄佐清胃导滞治之。

处方：金银花9g　　连翘9g　　荆芥穗3g　　淡豆豉6g

薄荷3g　　桔梗6g　　牛蒡子9g　　粉葛根9g

淡竹叶15g　　大黄9g　　滑石24g　　通草3g

芦根24g　　×1剂

二诊（1963年12月25日）：患者家长代诉，发热略减，头眩略在，烦渴、谵语均瘥，咽疼犹在，大便经服药后已通2次，小便稍长。因本人未来，舌脉未察，拟仿前意加减。照前方去大黄，加马勃9g，通草改甘草3g。

三诊（1963年12月26日）：服药两剂发热退尽，头眩已除，烦渴谵语均定。唯咳嗽痰多，牵及小腹疼，今晨吃米饭觉脘闷，饮食欠佳，大便虽通但不畅而少，小溲尚可。T 36.5℃（口温），咽红微痛，舌苔微浊，脉弦微数。此系冬温之证先已宣化，仍以前法加减，并防其食复。

处方：金银花9g　　连翘9g　　薄荷3g　　桔梗6g

牛蒡子9g　　板蓝根9g　　马勃9g　　淡竹叶15g

瓜蒌24g　　浙贝母9g　　前胡4.5g　　苦杏仁3g

甘草3g　　大黄4.5g

四诊（1963年12月27日）：诸证均愈，咽红已退，唯咳嗽未已，痰多不宣，引及小腹痛稍减，大便未通，小溲正常，思食。T 36℃（口温），舌苔薄浊脉常。此系温邪已尽，唯余证未复。

处方：旋覆花 4.5g　　苦杏仁 3g　　薄荷 3g　　桔梗 6g

牛蒡子 9g　　瓜蒌 24g　　浙贝母 9g　　大黄 6g

川楝子 9g　　甘草 3g

按

冬令不寒而反温热，何者？即时行之气也。冬温者，乃冬日感受温气而成，人触冒之，邪在肺卫，则见头痛、发热、微恶风寒、咳嗽、咽痛等症；冬温郁闭，且夹有积热，则大便不通，上扰神明，故谵语不宁，治宜辛凉解表、清胃导滞，故选用银翘散合凉膈散加减，以冀表解邪透，腑通热泄。而在临证之时应当详审病机，做到"观其脉症，知犯何逆，随证治之"。

风痧重症

黄某　男　1.5岁　8月30日初诊

患者发热无汗，口渴腹胀，便秘溺短，呕吐烦躁神迷，身发风痧而痒，舌红微焦脉息弦数。此系风暑热内郁所致，拟银翘散合栀子豉汤化裁送服紫雪丹，防变。

处方：金银花9g　　连翘9g　　　粉葛根9g　　　　前胡4.5g

苦杏仁3g　　山栀子9g　　淡豆豉6g（后入）　牛蒡子9g

淡竹叶9g　　瓜蒌24g　　粉甘草3g

紫雪丹0.6g分冲

二诊（8月31日）：昨服药后，大便已通3次，均为黏腻之物，腹胀消，小便利，神迷已清，风痧未退，发热略减。药已中机，照前法加强清热解毒之力，照前方加黄连3g。

三诊（9月1日）：发热已退，神迷已清，腹胀亦消，风痧略减，唯咽痛口疮喑哑，舌燥，脉弦滑。此系热毒内蕴肺胃未解，今以清瘟败毒法清之。

处方：金银花9g　　连翘9g　　淡竹叶9g　　牛蒡子9g

桔梗4.5g　　黄芩4.5g　　黄连3g　　　黄柏4.5g

知母6g　　　石膏18g　　瓜蒌24g　　粉甘草3g

四诊（9月2日）：诸症均瘥，唯肺胃积热未清，继以清解收功。

处方：知母6g　　　石膏18g　　黄芩4.5g　　瓜蒌24g

黄连3g　　　淡竹叶9g　　金银花9g　　连翘9g

粉甘草3g

　　此例病发于盛夏，发热无汗，身发风痧，系风暑热郁于肺胃，因肺合皮毛故也；暑热入里，与肠胃积滞胶结，则口渴溺短，腹胀便秘；胃失和降则呕吐；暑扰心包则神迷不清，烦躁不安；脉舌俱显热毒炽盛之象，故断为风暑热内郁肺胃，逆传心包。方以金银花、连翘清热解毒；粉葛根解肌疏解；栀子、淡豆豉清宣膈中之热，前胡、苦杏仁、牛蒡子宣通肺卫；佐以淡竹叶清心、瓜蒌通便；并以紫雪丹送服防热陷心包作痉。药后次日里通神清，唯肺胃热毒内蕴甚深，又加苦寒之黄连加强清热解毒之力。二诊时现咽痛口疮、喑哑舌燥，此皆心肺胃之热毒上熏所致，故以清瘟败毒法治之，于前方合黄连解毒汤、白虎汤化裁，重在清里。先后诊治 4 次，转危为安。

冬温陷里

胡某　女　9岁

患者发热自汗 1 周不解，继增神昏谵语，口渴心烦，大便暴注下迫，小溲短赤，经中西医针药兼施，均不见效，舌红苔浊，脉弦滑急。时值腊月，此系冬温时邪犯上，未得宣解，热传于里，涉及心包，防变痉厥，法当辛凉解表，佐以清里通窍为是。

处方：金银花 9g　　连翘 9g　　　淡豆豉 4.5g（后入）　薄荷 3g

淡竹叶 15g　　牛蒡子 9g　　粉葛根 9g　　　　　枯黄芩 6g

黄连 6g　　　甘草梢 3g　　紫雪丹 0.6g（分冲）　×1 剂

二诊：昨进两解与通窍之方，热退汗止，烦渴略瘥，神清无谵语，暴利止而溺长，舌浊已退，脉尚弦滑，其膻中之热已解，表里余邪未清，仍按前法去取。照前方去粉葛根、淡豆豉，加厚朴 4.5g、芦根 24g，服 1 剂。

三诊：诸证均瘥，脉略滑大，唇红带燥，此胃火未清，继以凉解。

处方：金银花 9g　　连翘 9g　　　薄荷 3g　　　　竹茹 15g

黄芩 6g　　　芦根 36g　　　通草 3g　　　　×2 剂

嘱服两剂而完愈。

本案患儿罹病时值腊月，冬温时邪犯上，未及宣解，热陷于里，涉及心包。为防热闭心窍，故方用银翘散合葛根芩连汤加减以清透泄热，送服紫雪丹开窍醒神；方证相符，热泄窍开，效如桴鼓。

暑风夹滞

黄某　男　3 岁

患者晚饭后腹痛胀满呕吐,发热无汗,手足抽动,T 40℃,大便早上通,小便短赤,舌苔厚白,胸窒气粗。此系暑风外袭肺卫,积滞内塞不宣。

处方：粉葛根 9g　　旋覆花 3g　　苦杏仁 3g　　竹茹 15g

川厚朴 4.5g　枳实 4.5g　山楂 9g　　槟榔 9g

黄芩 9g　　通草 3g

二诊：前药进后,诸症瘥,唯大便溏泄,小便不多微赤,纳食稍可。

处方：葛根 6g　　厚朴花 3g　　黄连 3g　　枳壳 3g

山楂 9g　　黄芩 6g　　六一散 24g

2 剂药后诸症得瘥。

时值暑月,风邪外袭肺卫,腠理不开,郁闭于内,加之饮食内积,停于中焦,升降失司而呈诸症,治拟解肌宣肺、消食导滞;药后肺卫得宣,但暑热夹积遗留肠府而成热利,故以葛根芩连汤合六一散以清解肠热、消暑利湿。

温热不解

毛某　男　4岁

患者发热 11 天不解，均在午后热（肛检 T 39.3℃以上），至夜半方退，次日再作，口渴心烦，咳嗽不宣，大便隔日一通，小溲短赤，经某医院住院治疗，至今罔效。察其舌红苔腻，脉息弦滑，寸脉大于关尺，此系温热上受肺卫不解，挟痰热内蕴，上焦气机不宣，拟辛凉宣泄之法。

处方：金银花 9g　　连翘 9g　　淡竹叶 12g　　牛蒡子 9g

桔梗 6g　　薄荷 3g　　瓜蒌 24g　　葛根 6g

旋覆花 3g　　苦杏仁 3g　　黄芩 4.5g　　芦根 24g

滑石 24g　　通草 3g

二诊：昨方进后，午夜发热尽退，烦渴随之而除，大便计通 4 次，小溲清长，但咳嗽略在，舌苔腻退，脉息滑而不弦。肺卫温热已解，上焦气机通畅，唯余邪痰热未清，故尚咳未止，仿前意再服以清其余邪。

处方：金银花 9g　　连翘 9g　　淡竹叶 12g　　牛蒡子 9g

桔梗 6g　　薄荷 3g　　芦根 24g　　旋覆花 3g

苦杏仁 3g　　黄芩 4.5g　　通草 3g

按

"温邪上受，首先犯肺""肺主气属卫"，温邪不解则易传里，或传阳明气分，或陷膻中之府。此例好在患儿体质尚强，幸未陷里，故以银翘散加减以辛凉透邪，旋、杏、蒌、滑等宣泄上下，两诊而热退病除。

风火内郁肺胃，呕吐不止神呆

唐某 女 6个月

患者昨起发热，呕吐不休，烦渴腹胀，神色呆滞，昨晚与今晨曾住某省级医院，针药并治，均不见效，呕吐仍是剧烈不休，望其唇赤，舌红苔燥，脉数纹紫。证系风火内郁肺胃，上逆防厥。法宜解表清热、和胃止吐为主。

处方：葛根6g　　焦栀子6g　　淡豆豉4.5g　　吴茱萸1.5g

　　　　黄连4.5g　　厚朴4.5g　　藿香2.1g　　　竹茹15g

　　　　芦根24g　　通草3g　　　×1剂

另用竹茹15g、芦根36g、生枇杷叶9g，煎水代茶。

二诊：发热退，呕吐除，烦渴止，腹胀消，神色自若，唯有下利暴迫，舌苔不燥，唇赤转淡，脉尚带数。系肺胃风火已呈宣泄之势而肠热未解。治法仍仿前意加减。

处方：粉葛根4.5g　　黄芩4.5g　　黄连4.5g　　竹茹15g

　　　　芦根24g　　　滑石24g　　通草3g　　　×1剂

三诊：诸证除，唯下利虽瘥而未已，继以清热止泄以收全功。

处方：粉葛根3g　　黄芩4.5g　　黄连3g　　　厚朴4.5g

　　　　白扁豆6g　　车前子9g　　甘草梢15g

按

呕吐一证，有虚实寒热之分。该患儿主重在呕吐不止，系属实热，望其唇赤，舌红苔燥为胃火上逆之征，按理经呕吐而腹胀当瘥，今胀不消，为"诸腹胀大，皆属于热"之象，烦渴发热脉数纹紫，断为风火内郁肺胃，外达为肌热，内伏为烦渴腹胀，上冲作呕吐不休，毫无疑义。故以葛根、栀子、淡豆豉解表除烦，藿香、厚朴、吴茱萸、黄连止呕和胃，竹茹、芦根、通草既能清热解渴，又可止热吐引热下行，为宣泄清导，围而攻之，故诸症霍然获愈，但上中二焦邪热虽解，余热因之而下迫，至肠为下利，故继以葛根芩连汤加减以清肠热，收效快佳。

小儿痰喘

例1：朱某　女　8岁

患者起病半个月，身热无汗，口渴，鼻扇气喘，张口抬肩，咳嗽痰鸣，时吐胶痰，饮食不思，大便难通，小便短赤，经某医院诊为肺炎，叠用青链针及口服西药，至今毫不见减。望其舌苔厚腻，脉沉滑数。此系肺热煎液为痰，闭郁肺窍，壅遏气道，肺失肃降为喘，肺移热于大肠则见便秘，大热伤津故见口渴溺短赤。病属重危，宜宣上泄下，豁痰开窍，防热陷心包。

处方：旋覆花 9g　　苦杏仁 3g　　竹茹 15g　　枳壳 4.5g

石菖蒲 2.1g　胆南星 3g　　牛蒡子 9g　　瓜蒌 15g

川黄连 3g　　煮半夏 4.5g　陈皮 3g　　　甘草 3g

礞石滚痰丸 9g（分送服）

二诊：昨进上药，当晚大便通 4 次，挟有黏痰，鼻扇气喘、张口抬肩渐定，痰鸣声转轻，已不吐知饥，厚腻之苔已薄，沉滑数之脉转缓，痰热结胸已呈豁通之势，再照前方去滚痰丸，旋覆花改为 6g，继服而安。

按

"温邪上受，首先犯肺"，本例系痰热闭肺致生痰喘，故以涤痰汤、小陷胸汤合礞石滚痰丸加味以清痰泄火、宣肺平喘，痰火一降，气喘即平，故两诊而病愈，如误治则有热陷心包之虞。

例2：林某　女　6岁

患者发热数日，体温波动在 39~40℃，经打针服药仍反复不退，辰下伴见咳嗽气急，痰黄黏稠，口渴喜饮，腹胀作痛，不思饮食，大便隔

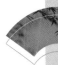

下篇

李子光医案

65

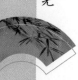

日一解，量少质硬，舌苔厚腻而中心微黄，脉浮滑数。此系风邪夹痰积内郁于肺胃所致，当宣肺化痰，泄热攻滞。

处方：粉葛根 9g　　旋覆花 4.5g　　苦杏仁 3g　　竹茹 9g

　　　　枳实 3g　　　瓜蒌 24g　　　山楂 9g　　　厚朴 4.5g

　　　　牛蒡子 9g　　天竹黄 3g　　　通草 3g　　　×1 剂

二诊：服药后热退渴除，咳瘥气平，胀消痛止，便通能食，表里得解，肺气得宣。今照前方去葛根，瓜蒌减为 12g，再进 2 剂收功。

 ————————————————————————————————

风邪袭肺，肺气失宣，肃降无权，则咳嗽喘促，脉象呈浮；热炼津液，故口渴喜饮，痰黄黏稠，脉显滑数；积热于太阴、阳明则发热，腑结不通而胀痛，故方以葛根解肌泄热，旋覆花、苦杏仁、牛蒡子宣肺止咳，竹茹、枳实、天竹黄、瓜蒌清热化痰，山楂、厚朴消食除胀，上下表里得通则邪有外泄之机，热有通降之路病即转机，药到病除。

小儿哮喘

杨某　女　6岁　3月15日初诊

患者哮喘频发，咳嗽，面红，喉中痰鸣，舌苔白滑。此乃素有哮疾，宿痰伏肺，今遇寒引动，则发哮喘，咳嗽气急，气逆冲冠而呈面红之状，舌苔白滑均乃寒痰内伏之象。故而治以宣肺散寒、化痰平喘，方拟射干麻黄汤加味。

处方：射干9g　　　麻黄1.5g　　　细辛0.6g　　　姜半夏4.5g

　　　五味子3g　　　桂枝1.5g　　　款冬花6g　　　紫菀6g

　　　粉甘草3g　　　×2剂

二诊：舌苔白滑已退，哮喘、咳嗽大减，照前方去桂枝。

按

《医略六书·杂病证治》有云："哮即痰鸣气喘之常发者，膈内有壅塞之气，肺中有胶固之痰，肺络又有风寒之感，三者闭拒气道，搏击有声，发为哮病。"《金匮要略》云："咳而上气，喉中水鸡声，射干麻黄汤主之。"此例乃典型之外感寒邪引动伏痰而作哮喘急性发作，病证已确，投以是方，故可速见疗效；二诊之时，喘促大减，寒邪已散，可去桂枝之辛温，以余药共进巩固收功。

肝木乘土，夜热胃疼

赵某　女　11岁

患者旬日来晚间发热约38℃（口腔）以上，至翌日天明始退，自汗心烦不寐，口干，脘中疼痛，饮食不进，二便如恒，经常两太阳穴眩而且痛，舌红干燥，脉息弦滑。病系厥阴木火内郁，致以头眩夜热，自汗烦渴，土为木侮，遂生中脘疼痛，饮食不进。法宜疏肝清热，佐以和胃。

处方：青蒿6g　　　牡丹皮4.5g　山栀子9g　　连翘9g

淡竹叶9g　　吴茱萸1.5g　川黄连3g　　白芍9g

海蛤24g　　　山楂9g　　　川楝子6g　　粉甘草3g

二诊：越三日前来复诊，据诉服药后，晚间发热已休，头晕亦减，烦渴与脘疼均瘥，望其舌面润些，脉滑不弦，按其木火稍呈疏解，中土略和，继以前方2剂与之痊愈。

按

此例为木失条达，气郁化火，横逆侮土所致胃疼，故以青蒿、牡丹皮、栀子、左金丸以疏肝解郁，佐以川楝子、白芍缓急止痛，海蛤、连翘、淡竹叶、甘草清热，山楂和胃，于是患者症日趋复，最后继服两剂而痊愈。

痿黄久病

例1：刘某　女　11岁　9月7日初诊

患者面目发黄，头晕心悸，腰肢酸软乏力，行动则见气喘，饮食不思，精神萎靡，眼睛与指甲俱无血色，舌苔薄白，脉左弦右濡。经过半年随处求诊，或断为疳虫，或说慢性肝炎，治皆罔效，其母爱之恐其难养成人。1961年9月7日来求诊，断其肝热脾湿久郁，伤及血分为痿黄慢性之病。

处方：苍术 4.5g　　　陈皮 3g　　　厚朴 4.5g　　　煮半夏 4.5g

　　　砂仁 3g　　　　当归 6g　　　白芍 6g　　　　黄芩 4.5g

　　　针砂 15g　　　百草霜 3g　　粉甘草 3g　　　×3 剂

二诊（9月11日）：症状如前。

处方：绵茵陈 9g　　焦栀子 6g　　苍术 6g　　　　厚朴 4.5g

　　　当归 4.5g　　白芍 6g　　　赤小豆 15g　　粉甘草 3g

　　　×3 剂

另小温中丸 60g，早晚各 6g，应分 5 日服。

三诊（9月15日）：心悸气喘已减，腰膝稍见有力，面黄亦退，照上二诊处方 3 剂及药丸 5 天。

此后计就诊 7 次，如二诊方共服 12 剂及吞服药丸，症状逐渐消失，1 个多月后，因其他病就诊时不但诸证悉除，而且行动与饮食比未病前更觉强健了。

例2：陈某　男　12岁　1962年2月28日

患者素常面黄肌瘦，头晕心悸，动则气粗，夜烦喉鸣，右胁疼，中脘痛，食入则膜胀，咽干唇红，肢节酸软乏力，舌赤脉弦，断为肝热内积，

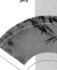

脾虚湿滞，络气不舒，萎黄之象，法当和其木土，佐以化气通络。

处方：竹茹 9g　　　枳壳 3g　　　焦栀子 9g　　　丹参 6g

　　　黄芩 4.5g　　吴茱萸 0.9g　　川黄连 9g　　　桔梗 4.5g

　　　麦芽 9g　　　川楝子 9g　　　槟榔 4.5g　　　粉甘草 3g

　　　×1 剂

二诊（3月1日）：脘痛已减，胁疼亦瘥。处方照前 1 剂。

三诊（3月2日）：面黄已退，头晕心悸瘥，脘胁疼痛愈，食入不膜，动不气粗，夜烦稍安，舌红退，脉微滑。

处方：竹茹 9g　　　枳壳 4.5g　　黄芩 4.5g　　　吴茱萸 0.9g

　　　川黄连 4.5g　槟榔 4.5g　　木香 3g　　　　川楝子 9g

　　　滑石 24g　　　粉甘草 3g　　×1 剂

四诊（3月3日）：诸症均告基本上消失，唯咽稍干，照上三诊处方加瓜蒌 15g，继用小温中丸每次 6g，早晚常服以复体气。

按

第一例病已半年，治皆罔效，悉因认证不准确，酿成慢性重候，盖所呈症状原为肝热内积侮及中土，致脾虚湿滞不运而发黄肢酸食减，病久涉及血虚，致头晕心悸，动则气喘，眼睑与指甲均无血色，治以抑木扶土、运中化湿，佐以养血之品和小温中丸（治脾虚湿热不化）常服调理 1 个月告愈，转羸为壮。

第二例症状大同，其所异者即胁脘疼痛，认为木土不和，络气不舒，故法予和其木土，佐以化气通络，继服小温中丸调理其本。此二例乃同中见异，按证施治，处以不同方药，复探其本末，异中求同，给以小温中丸而善其后，尽获全功，诚如经言"治病必求于本"。

内伤发热

李某　男　3岁

患者反复发热2个月不息，多于上午热壮，午后稍降，自汗口渴，夜寐烦扰，大便带有泡沫，几经某医院中西医治疗均未见效。T 38.2℃，舌淡红苔薄白，脉稍数。此系肝热肺火内郁不解伤阴。

处方：青蒿 4.5g　　海蛤 24g　　银柴胡 4.5g　　地骨皮 6g

　　　桑白皮 6g　　胡黄连 4.5g　知母 6g　　　　芦根 24g

　　　粉甘草 3g

二诊：T 38.4℃，晚间烦渴已减，自汗亦少。前方加竹茹 15g。

三诊：诊如前。

处方：银柴胡 6g　　胡黄连 4.5g　秦艽 4.5g　　青蒿 4.5g

　　　海蛤 24g　　　地骨皮 6g　　知母 6g　　　川黄连 3g

　　　芦根 24g　　　通草 3g

四诊：现在上下午均已无热，自汗亦瘥，夜烦亦痊，大便略干。照前方加瓜蒌 24g。

五诊：诸症均已大好，唯又觉小腹下有微痛，仍是肝气不和。

处方：槟榔 3g　　　木香 1.5g　　川黄连 4.5g　川楝子 6g

　　　丝瓜络 6g　　延胡索 4.5g　粉甘草 3g

六诊：诸症均已大好，唯鼻涕黄色。

处方：桑白 6g　　　地骨皮 6g　　牛蒡子 6g　　白茅根 18g

　　　竹茹 15g　　　赤小豆 12g　　甘草 3g

按

　　小儿乃稚阴稚阳之体，脏腑娇嫩，成而未全，发热逾2个月，实乃肝肺郁火不解，热久伤阴，阴伤则独阳偏盛，加之得天阳之助，故热以上午为甚，午后一日之阳趋于内潜，故午后热减。治疗当清透郁热，方用清骨散合泻白散加减。二、三诊症见减，但仍有发热，思其病久，病势缠绵，故当厚积薄发，继守前方再进，待其热透则阴复，阴复则热自清；五诊见小腹下有微痛，系肝气不和所为，故拟木香槟榔丸以顺气止痛；腹痛已除，余症已消，唯鼻涕黄色，考虑仍有些许余热留恋，故以泻白散合牛蒡子、白茅根等以清除余邪。

呕吐脘痛

林某　女　13 岁

患者数月以来，每饭食顷即吐，脘胁闷痛便难，若食干燥之物犹可，软质之品呕吐则甚，曾经西医诊治，常用酵母片及止痛导肠诸法，均不见瘥，舌苔薄腻，脉息沉弦数。此证系属厥阴肝阳犯胃，太阴湿滞气逆不降，故便难而痛呕，议和木土、降逆气，以左金合小半夏汤与之。

处方：吴茱萸 3g　　　川黄连 6g　　　生姜 3g　　　煮半夏 9g

二诊：服药后，即不吐不疼，脘胁舒，便通畅，舌苔浊退，脉转沉滑，显为肝胃稍和，湿滞略化，而升降转常矣。照前方继服 2 剂完复。

按

肝脉布于胁肋，横逆于胃，故见脘胁闷痛；木火上冲，胃失通降则食入即吐，《黄帝内经》所谓"诸逆冲上，皆属于火"；太阴湿滞，浊阴不降，故见便难；方以左金丸辛通苦降，小半夏汤和胃止呕，药虽四味，却可除病，故曰"药贵不在多，而在于精"。

阳明腑实脘痛

吴某　男　14岁

患者中脘胀痛而拒按，大便不通已数日，饮食不进，日晡潮热，口渴喜饮，小便短赤，舌红苔黄燥，脉息滑数。此系温邪入里与肠胃积滞相搏，气机阻滞，不通而致。宜清里泻热，破气攻下。

处方：大黄 12g　　枳实 4.5g　　厚朴 4.5g　　延胡索 9g

　　　川楝子 6g　　五灵脂 6g　　山楂 9g　　　甘草 3g

　　　×1 剂

二诊：服药后不久，腹觉搅动不停，矢气频频，脘痛见减，但大便仍未解下。此腑气渐行而不畅，尚需攻之，予前方再进 1 剂。

三诊：再进 1 剂后，大便畅解 2 次，均为黏腻秽臭如酱之物，显见积热甚久，便后身热已凉，口渴顿减，小便清利，已思进食，舌苔稍退，药已中机，宜再接再厉，肃清余热。前方去延胡索、大黄，加谷芽 9g、麦芽 9g，服 1 剂。

四诊：脘痛身热已无，纳食渐进，二便已调，唯身觉疲乏，胃脘嘈杂，舌苔已净，脉息缓而无力，此病后虚弱而已，宜调理脾胃以善后。

处方：党参 9g　　　白术 6g　　　茯苓 9g　　　吴茱萸 0.6g

　　　黄连 3g　　　姜半夏 4.5g　山楂 9g　　　厚朴 3g

　　　谷芽 9g　　　鸡内金 9g　　甘草 3g　　　×3 剂

按

患儿平素饮食不节，久积在里，适逢温邪外受，传入阳明，无形之热与有形之积相搏而成阳明腑实之证。腑实气滞故便结不通且痛；里热亢盛则见日晡潮热，口渴喜饮；脉舌均呈实热之象。此非攻下则病不除，故以小承气汤加味以攻下泻热导滞，腑气得通，诸症若失。脘痛拒按，大便不通是本病辨证之关键。

湿热发黄

陈某　男　9岁　8月26日初诊

患者面目发黄,脘腹胀满,大便三日未下,溺如浓茶且少,饮食不进,口渴发热,舌苔黄浊垢带黑,脉弦实。此系肝胃湿热内郁,腑气不通,热不得外越,湿不得下泄,与积滞相结郁蒸而成,治宜清热利湿,兼通腑实,方取茵陈蒿汤加味。

处方：绵茵陈 9g　　山栀子 9g　　大黄 4.5g　　川厚朴 4.5g

黄柏 6g　　　神曲 9g　　　滑石 15g　　　槟榔 4.5g

通草 3g　　　×1 剂

二诊（8月27日）：服药后大便畅通 3 次且稀,胀满略减,发黄稍退,舌脉同前。

处方：绵茵陈 9g　　山栀子 9g　　川厚朴 4.5g　　黄柏 6g

神曲 4.5g　　滑石 15g　　海金沙 9g　　鸡内金 4.5g

通草 3g　　　薏苡仁 15g　　×3 剂

三诊（8月30日）：面目发黄俱退,便畅溺清,纳食渐进,唯午后微热,时有作咳,此余热未清,宜清解余热为是。

处方：绵茵陈 9g　　焦栀子 9g　　薏苡仁 18g　　麦冬 3g

枇杷叶 9g　　苦杏仁 3g　　滑石 24g　　　厚朴 3g

通草 3g　　　×5 剂

 按

黄疸之症系脾胃湿热交蒸,肝胆疏泄失职,胆液外溢为病。观此病例,脉症相参,纯属湿热内蕴,三焦不和之证,故予茵陈蒿汤清热利湿为主,佐以行气导滞通腑,使三焦得以通利,湿热始有出路,而收到满意的效果。

黄疸重候

黄某　女　7岁　1963年12月3日初诊

患者据诉1周来神疲体倦，饮食减少，面目发黄，大便常通，小便黄如深茶色且短，T 36℃（口温），舌薄苔带燥，脉弦滑。此系肝热脾湿内郁迫为黄疸重候，防其传变。

处方：绵茵陈 15g　　山栀子 9g　　黄柏 9g　　　苍术 9g

　　　牛膝 9g　　　牡丹皮 4.5g　赤小豆 24g　川厚朴 4.5g

　　　通草 3g

二诊（1963年12月4日）：细案详前。目黄全退，面黄亦微，身体疲倦稍见活动。小便深黄色已淡，T 36℃（口温），舌苔不燥，脉转滑。其湿热已呈趋化之势。照前方再服。

三诊（1963年12月5日）：叠进2剂后面目发黄均退，小便本日淡黄色且利。体倦已改善，饮食差进，神识自若，T 36℃（口温），舌苔正常，脉缓。其肝脾湿热趋化的多。照首方，分量改为2/3继服2剂。

四诊（1963年12月9日）：据诉服方之后黄已退，小便已呈清白，饮食与活动均好。唯昨日有人叫她食姜黄药，其小便复见黄。T 36.5℃（口温）。照上方继服，2剂。

五诊（1963年12月11日）：诸证均除，T 36℃（口温）。照上方继服，2剂。

 按

本例系肝热脾湿内郁迫为黄疸重候之证，治拟茵陈蒿汤加味以清利肝胆脾之湿热，一剂药后目黄全退，皮肤、小便色黄均转淡，神识亦转

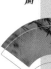

清爽，乃湿热之邪渐化之象，遂减其药量为 2/3，继以趋化；相继四诊后，诸证均除，体温复常，理化检查转阴，继予 2 剂 2/3 量巩固收功。此例的成功诊治，完全体现了中医药在诊治急危重症中的优秀疗效，毫不逊色于其他医学。

腹部结块如拳

陈某　男　8岁

患者数日前曾发热，经治疗后热已退，但右脐旁结块如拳，坚硬剧痛，腹胀食难便结溺短，舌质红苔黄，脉息沉数而实，此系表邪虽解，但积热郁里、肠气不舒，治当清热破滞、化气舒肠。

处方：枳实4.5g　　木香3g　　槟榔9g　　黄芩6g

　　　黄连6g　　山楂9g　　延胡索6g　　川楝子6g

　　　小茴香3g　　滑石24g　　通草3g　　×1剂

二诊：服药后便已通，结块软，痛亦瘥，舌苔黄退，脉息转滑，积热已呈渐化之势，药已中机，照前方再进1剂。

三诊：块消痛止，神色自若，饮食转佳，二便通畅，苔退脉缓，此热解气舒可见。再以前方去延胡索、川楝子以清残余之邪。

 按

该病由感受外邪夹积热内郁所致，经治后表邪虽解而热退，但肠胃积热不肯化解，致气机为之阻滞不舒而结块剧痛，故方用木香导滞丸合金铃子散加减。方中枳实、木香、槟榔、小茴香破气攻积，黄连、黄芩燥湿清热；川楝子、延胡索行气止痛；滑石、通草利尿，使热从小便去；山楂消食和胃。诸药合用共奏行气导滞、攻积泄热之效，使结块立消，腹痛立减，所谓"通则不痛"也。数剂之后热清气舒，诸恙俱已。

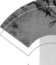

百日咳

例1：陈某　男　2岁　1962年2月27日初诊

患者咳嗽已2个月，痰多难咳不宣，日轻夜频，咳剧则面赤手掣弯腰，系百日咳。

处方：麻黄 1.5g　　细辛 0.6g　　煮半夏 4.5g　　五味子 1.5g

　　　白芍 6g　　　瓜蒌 24g　　　射干 6g　　　款冬花 6g

　　　粉甘草 3g　　×1 剂

二诊（1962年2月28日）：症状已减。照前方加胆南星 3g。

三诊（1962年3月1日）：咳嗽已轻松很多，次数亦少，面不赤，手不掣。守方再进。

按

小儿百日咳多由风痰内郁，肺失宣降所致，面赤为咳而气逆所致，手掣乃痰饮内郁化热动风之兆。证属风痰内郁，治当宣肺疏风、降逆止咳，故方用射干麻黄汤加减。方取射干、麻黄、煮半夏宣肺化痰、利咽止咳，白芍可柔肝止痉，细辛温通，五味子收敛，款冬花止嗽化痰。咳嗽两月余之久，表证已无，故去桂枝，加瓜蒌既清化热痰又润肠通便，冀肠腑得通，肺气得降。二诊症状已减，加胆南星增强清热化痰之功。

例2：原某　女　3岁　1962年3月2日初诊

患者咳嗽，面赤不宣，痰多，呕吐阵发性，饮食不进，舌苔厚垢。此系风邪挟积，内郁脾肺二经，成为百日咳之象已1个月。

处方：麻黄 1.5g　　苦杏仁 3g　　煮半夏 4.5g　　牛蒡子 9g

　　　竹茹 9g　　　枳壳 4.5g　　桔梗 6g　　　薄荷 3g

粉甘草 3g　　山楂 9g　　　×1 剂

二诊（1962 年 3 月 3 日）：症不详，于前方加浙贝母 9g，共 3 剂。

三诊（1962 年 3 月 6 日）：舌苔厚垢退至大半，咳嗽面不红而畅宣，呕吐亦止，饮食多进。照前方加枯黄芩 3g、瓜蒌 15g。

四诊（1962 年 3 月 7 日）：症状大减。

处方：前胡 3g　　　苦杏仁 3g　　　牛蒡子 9g　　　竹茹 9g

　　　枳壳 4.5g　　　桔梗 3g　　　　山楂 9g　　　　陈皮 3g

　　　浙贝母 6g

按

此例系百日咳，乃风邪挟积，内郁脾肺二经，发为咳嗽痰多、呕吐纳差之症，而面赤不宣则为积而化热内蕴，呈象于面，因而法予宣肺化痰、消积清热。

上两例皆乃百日咳之证，然同中有异，乃前一例小儿以风痰为患，伴见手掣弯腰之症，《黄帝内经》病机云："诸暴强直，皆属于风。"系乃痰饮内蕴化热动风之兆，因此宜以疏风宣肺、化痰止咳、缓急柔痉为治。后一例小儿则以痰积共患为著，出现呕吐不食之症，《黄帝内经》亦云："诸呕吐酸，暴注下迫，皆属于热。"可见其内有郁热，故法宜宣肺化痰兼以清热消积。

脱　肛

例1：李某　女　1.6岁　12月11日初诊

患者脱肛2个月不肯自收，须以手托之方纳，右颊常赤如丹，大便硬结，里急后重，系肺热下迫所致。

处方：升麻 3g　　　毛柴胡 3g　　　黄柏 6g　　　川黄连 6g

　　　槟榔 9g　　　枳壳 4.5g　　　白芍 6g　　　粉甘草 3g

　　　马齿苋 24g　　酒大黄 4.5g

二诊：脱肛已收，右颊赤退，唯大便略带结坚，照前方再服。

按

小儿右颊为肺所主，右颊常赤如丹考虑乃肺有郁热，而肺与大肠相表里，肺热下迫，肠道失润而致大便硬结；腑气不通，热邪壅滞大肠故有里急后重之感；脱肛为热迫大肠使肛门重坠所致。治宜通腑泄热兼行气升提。方用芍药汤加减。芍药清热燥湿；加升麻、柴胡益气升提，配以枳壳下气行滞，一升一降，气机得畅；助以马齿苋清热利湿为治。

例2：李某　女　1岁

患者脱肛已月余日，按之不收，常在肛门外，为红李状，鼻孔常赤，大便多里急。

处方：升麻 3g　　　毛柴胡 3g　　　黄柏 6g　　　川黄连 6g

　　　白芍 6g　　　枳壳 4.5g　　　粉甘草 3g　　　槟榔 4.5g

　　　×1 剂

二诊：肛门脱肛经服1剂已收，至今不脱，大便亦正常，可见完愈。前方加马齿苋24g，服2剂。

三诊：昨日多食杂食硬物，昨晚发生腹痛、胀满、泄泻，肌微热，舌苔浊。此系伤食也，但脱肛仍然不见下坠。予保和合剂加川黄连6g，服2剂。

按

脱肛可由中气下陷、下焦湿热等因素造成。此例患儿脱肛月余日，按之不收，如红李状、大便里急，考虑乃湿热下迫大肠之象。肺与大肠相表里，肺开窍于鼻，大肠郁热上蒸于肺，故见鼻孔常赤。证属湿热郁结大肠，迫气下陷。方用芍药汤加减以清解肠腑湿热，佐以升麻、柴胡升提。热解气升则脱肛自收；三诊因饮食不慎，积滞中焦，微有化热之象，然未引脱肛再发，热未下迫，故急则治其标，予保和合剂加黄连以消食导滞、清泄里热，以防热邪下迫。

例3：黄某　男　3岁

患者反复大便脱肛不收2年余，或留在肛门外、肿胀。近2日腹大疼，伴里急后重，两颊常赤，晚卧多伏，T 37.6℃，系肝肺热迫所致。

处方：升麻3g　　　毛柴胡3g　　　黄柏6g　　　黄连6g

　　　槟榔9g　　　枳壳4.5g　　　白芍4.5g　　　粉甘草3g

　　　马齿苋24g

二诊：两颊红赤已退，大便疼急后重亦除，脱肛已收不脱，唯咳嗽、喷嚏、鼻涕已见，因有风邪外袭。

前方加前胡4.5g、苦杏仁3g。

按

小儿脏腑娇嫩，形气未充，脾常不足，虚则气陷；肝肺不足，疏泄宣发不及，故而肛门久脱不收；两颊红赤，乃热邪内蕴肝肺，热移肠腑，腑气不通，则见肛门肿痛，腹大疼，里急后重；晚卧多伏亦是里热之征。治宜益气升提、清热燥湿、行气止痛，亦用芍药汤加减治之。药后肝肺

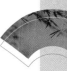

之火已清，肛收病瘥，但复感风邪外袭为咳，故照前方加前胡、苦杏仁以宣肺疏风为治。如今小儿脱肛西医外科多以手术治之，熟不知金刃刀伤对小儿娇嫩脏腑更加一成损伤，采用纯中药治疗，既可免除金刃之伤，又可取得满意疗效，何乐而不为呢？

例4：全某　男　3岁

患者目睑连剳，左耳流脓，大肠脱肛，通便后重，系肝热内郁下迫所致。

处方：升麻3g　　毛柴胡3g　　黄柏6g　　黄连6g

槟榔9g　　枳壳4.5g　　白芍6g　　粉甘草3g

马齿苋24g

二诊：药后肛收，耳中流脓见减，便通渐爽，乃热邪渐趋化解。照前方继进。

按

肝主目，肝经上行连接目系，绕行阴器（前后二阴），肝胆相为表里，胆经入耳，因而肝经郁热，热邪上犯，则发目疾、耳中流脓；下迫肠道，则见脱肛、后重，治疗上主以清泄里热为主，加以理气、升提为治，里热得清，诸症见瘥。

便 血

何某　女　4 岁　1963 年 11 月 21 日初诊

患者近 1 周来大便每天三四次，量不多，粪软，便后有血，小便亦是带血，饮食起居正常，T 37.6℃（肛温），舌微红，脉滑。此系为心肺郁热下迫所致。

处方：生地黄 9g　　木通 4.5g　　淡竹叶 9g　　槐花 9g

地榆 9g　　赤小豆 18g　　川黄连 4.5g　　侧柏叶 9g

甘草梢 3g

二诊（1963 年 11 月 22 日）：昨方进后大便血下为小块，色黑，T 37.5℃（肛温），系遗留瘀血而下，小便血已未见，其心肺郁热仍须清解，并与通络。照前方加茜草 9g、藕节 15g。

三诊（1963 年 11 月 23 日）：大便下血已减，小便未见血。T 37.5℃（肛温）。其心肺热已呈解化趋势。

处方：生地黄 9g　　木通 4.5g　　淡竹叶 9g　　槐花 9g

地榆 9g　　黄连 3g　　藕节 9g　　茜草 9g

粉甘草 3g　　×2 剂

四诊（1963 年 11 月 25 日）：T 37.5℃（肛温），二便出血已减十之八九。

处方：槐花 9g　　地榆 9g　　侧柏叶 9g　　生地黄 9g

黄连 3g　　黄芩 4.5g　　藕节 9g　　粉甘草 3g

×2 剂

五诊（1963 年 11 月 29 日）：今晨大便下血更觉多虚，T 37℃（肛温），舌脉无异常，应是肠热未彻。

处方：当归 4.5g　　生地黄 15g　　白芍 6g　　赤小豆 24g

地榆 9g　　　　槐花 9g　　　黄柏 6g　　黄连 3g

藕节 15g　　　　粉甘草 3g

按

心与小肠相表里，肺与大肠相表里，心肺有热，下移肠道，热灼津伤，迫血妄行，血溢脉外，则发便后出血、尿血，出血乃呈鲜红色，予导赤散合槐花散加减以清心泻火、凉血止血。热渐清，血渐止，然遗留瘀血，下则色黑呈块，故加茜草、藕节祛瘀通络之品，以冀瘀去血止。然气随血脱，虽心肺之热化解，但肠热尚未彻清，故末诊以四物汤合槐花散加减以补血凉血、清利肠热。

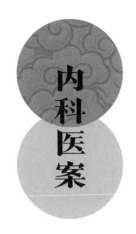

内科医案

感 冒

例 1：郑某 女 已婚 1964 年 11 月 2 日初诊

患者病已半月，恶风微热，体疼，腰酸肢楚，头晕重，胃脘嘈杂，喜呕清涎，口淡无味，小腹坠闷，大便如恒，小溲癃淋，面色不华，呈水肿样。舌质淡苔白腻，脉濡弦。既往曾患急性肾盂肾炎。此乃风邪挟湿，外袭手太阴卫表，涉及足太阴中土，当疏导宣化。

处方：藿香叶 9g　　煮半夏 9g　　川厚朴 4.5g　　槟榔 9g

木瓜 9g　　川楝子 9g　　苦杏仁 4.5g　　桔梗 9g

枳壳 4.5g　　竹茹 12g　　甘草梢 6g　　香连丸 6g

按

素有宿疾，感受外邪，则肝胃失和，肺脾同病，故以六和汤加减宣表化湿以解表，佐以疏肝理气以调脾和胃。

例2：萨某　男　30岁　已婚　1964年10月5日初诊

患者发热缠绵不已，历有月余，屡治西医针药，解表消炎退热之属，均未奏效，近来精神尤为不舒。辰下：面颧微赤，发热恶风，无汗或少汗，鼻塞，头昏，口渴，口苦，咳嗽痰盛黏白，语声不扬，纳谷少思，寝寐欠宁，周身酸楚腰痛，大便如恒，小溲短赤，稍伴小腹闷痛。舌质红赤苔微黄，脉浮数濡弦，尺肤微灼。此系伏暑感冒，乃风暑失治不解，邪热内陷波及气分，缠绵难彻。治以辛凉解表、疏泄透邪，略佐渗利暑湿为治。

处方：银翘散加味。

金银花 9g	连翘 9g	淡竹叶 9g	淡豆豉 9g
薄荷 3g	牛蒡子 9g	桔梗 9g	粉甘草 3g
荆芥穗 3g	芦根 24g	桑枝 9g	滑石 24g

按

暑月感邪初起，本可香薷饮之属一汗而解。然治不得法，以致风暑之邪稽留不解，波及气分。发病时日已历月余，缠绵不愈，此暑多夹湿之故也。故宗叶天士"或透风于热外，或渗湿于热下"之旨，以银翘散辛凉解表、疏泄透邪，佐芦根、滑石渗利暑湿，助以桑枝祛风清热，通络止痛。

例3：梁某　女　36岁　1964年11月11日初诊

患者病已3日，陡然恶寒发热，头痛，体疼腰酸，神疲肢倦，纳食不思，口渴唇干，大便秘结，小溲短赤，咽红肿痛，经西医诊断为"急性扁桃体炎"，以青霉素肌注并服磺胺之属均不奏效，诸恙益甚而来求治。辰下：前症依然，面色微赤，唇干，舌红苔薄白，脉浮弦。诊为风寒上犯外袭所然，治以疏导之辛温，立桂枝汤加味。

处方：桂枝 6g　　白芍 6g　　桔梗 9g　　淡竹叶 9g

苦杏仁 3g　　　生姜 2 片　　　大枣 2 枚　　　粉甘草 3g

厚朴 4.5g　　　酒大黄 6g

素有肺胃蕴热，复感风寒，卫阳被遏，郁热循经上犯于咽喉为患。此表有寒里有热也，故仿大青龙汤意，以桂枝汤调和营卫、解表散寒以解邪遏之势；加淡竹叶、大黄、厚朴通腑清里以导热下泄；取桔梗、苦杏仁宣肺利咽以畅达气机，共奏解表清里之功。

例 4：罗某　女　27 岁　4 月 12 日初诊

患者喉疼头痛稍寒热，苔薄白脉浮弦，是风邪挟湿热上郁所致。

处方：薄荷 3g　　　牛蒡子 9g　　　桑枝 9g　　　苦杏仁 4.5g

板蓝根 9g　　　桔梗 6g　　　僵蚕 6g　　　连翘 9g

紫苏叶 4.5g　　　粉甘草 3g

二诊（4 月 13 日）：服药后咽疼略减，左半边头疼，呕恶，舌薄白脉浮缓，而风邪袭胃未解。

处方：藿香叶 9g　　　川厚朴 4.5g　　　苦杏仁 3g　　　煮半夏 6g

桔梗 6g　　　薄荷 3g　　　山楂 9g　　　粉甘草 3g

左金片 1 片（分送）

三诊（4 月 15 日）：前症均瘥，唯头眩多梦，胃脘稍闷。

处方：藿香叶 3g　　　川厚朴 4.5g　　　苦杏仁 3g　　　川芎 15g

枳壳 3g　　　桔梗 6g　　　粉甘草 3g

左金片 1 片（分送）

"风为百病之长""风者，百病之始也"，风为春季的主气，但当其太过、不及时，四季均可使人患病，且寒、湿、燥、暑、热等外邪多依附于风而入侵人体，风邪实为外感病证的先导，因而观此例患者初诊乃风邪挟湿热内郁上犯而呈诸症，治疗拟以辛凉之剂，疏风清热。药后咽痛稍缓，但头疼侧偏、呕恶，弦脉转缓，系乃风邪挟湿袭胃未解而作，因而治疗转以解表化湿和胃，拟藿朴夏苓汤合左金丸加减处之。三诊见前症均瘥，唯胃脘稍闷、头眩多梦，系风湿热之邪仍未完解，故继前方化裁，纳芎、枳以加强祛风止痛、宽中消胀之功。

例5：赵某　男　45岁　已婚　1964年11月9日初诊

患者近周日恶寒微热，无汗，咳嗽喘鸣，痰盛欲呕，肢体疼重，口淡不思饮食，二便如恒。既往素有痰嗽疾。望之面色暗滞，舌淡苔白滑，脉浮紧弦。证属素有痰饮内停，今受新寒引发，卫阳被遏，寒饮相搏，肺失清肃。治拟解表化饮、温宣平喘。

处方：桂枝 4.5g　　细辛 0.9g　　煮半夏 6g　　五味子 4.5g

　　　白芍 6g　　　蜜麻黄 1.5g　　干姜 1.5g　　炙甘草 3g

按

素有痰饮内停，复感外寒致寒热起伏，咳喘而作，正如《伤寒论》所曰"伤寒表不解，心下有水气，干呕，发热而咳……小青龙汤主之"。故选用小青龙汤加减治之以解表化饮、温宣平喘。

例6：陈某　男　30岁　已婚　1964年11月27日初诊

患者肇病三日，恶风微热，头痛，鼻塞唇燥，体楚肢酸，口干，纳食不馨，微伴咳嗽，痰黏，其色或白或黄，语声重浊，大便如恒，小溲短赤，舌质常苔薄白，脉浮细弦。此系风邪外袭，客于皮毛，卫表不宣，肺气失肃。治拟疏风解表、宣肺止咳，方取杏苏散加减。

处方：紫苏叶 6g　　苦杏仁 3g　　前胡 4.5g　　桔梗 9g

　　　牛蒡子 9g　　蔓荆子 9g　　枳壳 4.5g　　竹茹 12g

　　　薄荷 3g　　　山楂 9g　　　粉甘草 3g　　×2剂

按

杏苏散载于《温病条辨》一书,是治疗凉燥的代表方剂,然风寒袭肺之咳嗽亦是首选之剂,并非凉燥者独专。故李公临床每遇风寒咳嗽初起常习用之,疗效显著。方中紫苏叶、前胡、苦杏仁疏风宣肺;枳壳、桔梗一升一降,调畅气机;二陈理气化痰止咳,组方配伍精妙,用之得当,效如桴鼓。

例7:崔某 女 53岁 1964年12月9日初诊

患者肇病已三日,恶寒无汗,流涕,周身酸楚如困,咳嗽痰稠色黄,咳则胸痛,口淡不渴。纳食不思,大便秘结,虽通而不畅,小溲短赤。曾有胃痛宿疾。辰下:面色淡黄,两手裹衣,迫于室内,语声不扬,呻吟苦楚,舌质淡苔薄白,脉浮而弦涩。此属风寒外袭,太阳经脉不畅,表卫不宣,肺失清肃,通降失常。治宜疏风散寒、宣畅卫表,略佐通腑清热。方取桂枝加厚朴杏子汤和桂枝加大黄汤加减。

处方:桂枝 9g   白芍 9g   生姜 3 片   大枣 3 枚

      粉甘草 3g   苦杏仁 4.5g   厚朴 4.5g   桔梗 9g

      淡竹叶 9g   酒大黄 6g

按

外感风寒,腠理闭塞,卫阳被遏,太阳经脉不畅则恶寒无汗、周身酸楚如困;肺气失宣则咳嗽胸痛流涕,内有郁热则痰稠色黄,小溲短赤;肺与大肠相表里,肺失宣降,肠腑失职则大便不畅;舌脉均示风寒外束,肺卫失宣。故方选桂枝汤解肌发汗,调和营卫;加厚朴、苦杏仁、桔梗宣降肺气以止咳;大黄以通腑泄热,淡竹叶清利小便以导热下行。

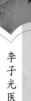

咳　嗽

例1：邵某　男　49岁　6月23日初诊

患者咳嗽不宣，喉鸣气粗，白色泡沫痰，咳引及胸头疼，舌滑脉缓，系风邪挟痰湿内郁肺经。

处方：麻黄 1.5g　　细辛 0.9g　　五味子 3g　　煮半夏 4.5g

　　　陈皮 45g　　桂枝 3g　　　生姜 1 片　　射干 9g

　　　蜜款冬 9g　　桔梗 6g　　　粉甘草 3g

按

外感咳嗽多因感受风邪而作，而风邪又易挟他邪共犯人体。此例乃感受风邪，又挟痰湿内郁肺经而发咳嗽，肺失宣肃，则喉鸣气粗，痰湿蕴肺，肺窍不利，上犯头目，则见咳痰、胸头痛，痰白带泡提示考虑尚未入里化热，脉证相符，治疗上拟以射干麻黄汤加减以宣肺疏风、化痰止咳。

例2：刘某　女　42岁　7月23日初诊

患者咳嗽不宣已十余天，引及小腹，咽痒，舌浊脉滑，是风暑痰上冒所致。

处方：藿香叶 4.5g　　荷叶 9g　　　桔梗 6g　　　牛蒡子 9g

　　　薄荷 3g　　　陈皮 4.5g　　法半夏 4.5g　　茯苓皮 9g

　　　前胡 4.5g　　苦杏仁 4.5g　竹茹 9g　　　炒黄芩 6g

按

盛夏时节，风夹暑邪袭肺，发为咳嗽、咽痒，肺失宣肃，痰浊贮肺，故迁延十余日不宣，舌浊脉滑均乃风暑挟痰之征。治疗拟以芳香消暑、宣肺止咳、化痰清热。

例3：庄某　男　42岁　已婚　1964年11月25日初诊

患者咳嗽频作已有数日，痰多色白，兼有胸闷不宣，口干，头痛，肢酸，纳食不思，二便如恒。旧有肝炎，十二指肠溃疡病史。辰下：面色不华，目窠微浮，语声浊滞，舌质淡苔薄白腻，脉浮。病系风邪犯肺，郁于气道，肺气失宣所致。治拟疏风宣肺止咳。

处方：前胡 4.5g　　苦杏仁 3g　　　桔梗 9g　　　　牛蒡子 9g

　　　薄荷 3g　　　蔓荆子 9g　　　桑枝 9g　　　　竹茹 9g

　　　枳壳 4.5g　　木瓜 9g　　　　山楂 9g　　　　粉甘草 3g

例4：杨某　女　39岁　已婚　1964年10月30日初诊

患者病已周日，咳嗽痰多而黄稠，口渴咽干，头痛，夜寐不宁，纳谷无变。素时腑实秘结，居多二三日一次，小溲短赤，鼻准头红晕，舌中苔剥灼痛，舌苔根黄浊，脉弦涩。既往有痨瘵咯血史，嗜饮浓茶。病属素有痨损咯血，肺阴受亏，痰热内蕴而上扰娇脏。治宜清化痰热、滋阴泻火，方取三才汤合知柏地黄汤加减。

处方：海蛤壳 50g　　知母 9g　　　黄柏 9g　　　　生地黄 9g

　　　玄参 15g　　　天冬 9g　　　石斛 9g　　　　淮山药 9g

　　　泽泻 9g　　　甘草 3g　　　　×2剂

按

该患者既往有痨瘵咯血史，肺阴素亏，因感燥邪致痰热上扰娇脏，清金失肃，故咳嗽痰稠；痰热下干则燥腑不行，便秘常呈；痰热上漫则头痛；内扰则寝寐欠宁；口渴、咽干、苔剥皆是阴虚内热之征。故方中以天冬、生地黄、玄参、石斛、知母、黄柏甘苦寒养阴润燥清热，山药补肺脾肾三脏之虚，泽泻泄五脏之邪，海蛤壳咸寒以清化痰热，甘草调和诸药并补中，共奏滋阴泻火、清化痰热之功。

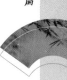

哮 喘

黄某 男 已婚 1964 年 11 月 6 日初诊

患者昨日骤作咳嗽上气，喉中痰鸣，犹如拽锯，痰盛白黏，胸满如窒，口不渴，兼伴恶寒，躯肢酸痛，无汗，纳食不思，二便如恒。望之面色晦滞，倚息喘鸣，舌质淡红苔薄白而滑，六脉浮弦紧。证属痰饮伏肺，新寒引发。法立温肺散寒、豁痰利窍，方取射干麻黄汤加减。

处方：射干 9g　　蜜麻黄 1.5g　　桂枝 3g　　　细辛 0.9g

生姜 3 片　　半夏 4.5g　　蜜紫菀 9g　　款冬花 9g

五味子 3g　　白芍 9g　　　粉甘草 3g　　大枣 3 枚

×3 剂

按

痰饮伏肺，新寒引发，因而痰气相搏，阻其气道，清肃失令，哮鸣乃作。肺气阻逆，卫表失宣，故恶寒身楚无汗；肺气阻逆，中阳不振，故胸满如窒、纳食不思；口不渴为寒痰内阻，邪未化热。今宗《金匮要略》"咳而上气，喉中水鸡声，射干麻黄汤主之"之旨，治以射干麻黄汤加减以温肺散寒、豁痰利窍。

头 痛

例1：刘某　女　33岁　1964年11月12日初诊

患者头项痛，唇干破，胸满胁痛，咳嗽痰黏，饮食不思，便硬肢疼，舌苔浊白脉滑弦，系肝热脾湿肺燥，经久不瘥。

处方：竹茹9g　　　枳壳9g　　　旋覆花3g　　　苦杏仁3g

　　　牛蒡子9g　　藁本9g　　　龙胆草9g　　　厚朴4.5g

　　　瓜蒌24g　　　煮半夏4.5g　麦芽9g　　　　粉甘草3g

按

头痛可分为外感头痛和内伤头痛，该患者乃内伤夹外感共同所致。患者素来劳倦，伤及脾胃，健运无常，湿浊壅滞，损及肝木，失于疏泄，肝热上攻清窍致头痛；肝主筋，脾主四肢，其华在唇，脾之运化失司，津液输布失常，无以润唇、养筋，则发唇干破、项痛、肢疼；加之外感燥邪犯肺，肺失宣肃，则发咳嗽痰黏；法拟宣肺化痰、清热通便为治。

例2：林某　女　40岁　5月28日初诊

患者寒热头痛脘疼，肢楚项强，颊硬嗜寐，舌薄苔脉细缓，系风邪挟湿所致。

处方：紫苏叶6g　　藿香叶4.5g　川厚朴4.5g　苦杏仁6g

　　　煮半夏4.5g　陈皮4.5g　　茯苓皮9g　　　山楂炭9g

　　　木瓜9g　　　蔓荆子9g　　薄荷2.1g　　　粉甘草3g

二诊（8月30日）：寒热头痛，饮食乏味，鼻涕，喷嚏，舌稍浊脉浮滑，是风暑上冒所致。

处方：藿香叶6g　　香薷4.5g　　川厚朴4.5g　苦杏仁4.5g

桔梗 6g   煮半夏 4.5g   陈皮 4.5g   蔓荆子 9g

粉甘草 3g

按

此例初诊系感受风邪，侵袭表卫，则发寒热，上攻头目，则感头痛；时值雨季，周遭潮湿，湿邪依附风邪侵袭人体，脾主四肢、肌肉，易为湿困，困则肢楚项强、颊硬欲寐，脾运失健，中脘气机不利，则发脘痛，舌薄苔脉细缓均乃风邪挟湿之征，治疗拟以藿朴夏苓、杏苏蔓薄等共奏疏风化湿之功。至3个月后再诊时诉当初2剂药后则诸症均除；然再诊时仍系寒热头痛，可不同者则是此次发病乃感受风暑之邪，侵犯肺胃，则发诸症，治疗则拟香薷饮以疏风消暑、宣肺和胃，则诸恙自平。两次就诊皆为此人，其主症头痛相似，但因患病季节不同，其病因有别，病机略异，故方药稍有变化加减，完美地体现了中医因时因地因人制宜的治疗原则。

例3：刘某　女　33岁　5月26日初诊

患者头痛，鼻塞不通，饮食少进，夜寐不宁，舌苔黄浊，脉浮滑。此是风湿热上郁所致（鼻窦炎）。

处方：金银花 9g   连翘 9g   白菊花 9g   薄荷 3g

荆芥穗 2.1g   绵茵陈 9g   薏苡仁 24g   赤小豆 24g

黄芩 6g   蚕沙 9g   辛夷 9g   苍耳子 12g

粉甘草 3g

按

肺在窍为鼻，鼻窍不利多责于肺失宣发，而风为百病之长，首先犯肺，且"伤于风者，上先受之"，故观此病例，乃风邪挟湿热之邪侵入上窍，发为诸症。故治疗上拟银翘散加减以疏风清热、宣肺利窍。

眩　晕

潘某　男　62 岁　已婚　1964 年 10 月 7 日初诊

患者肇病已月余，眩晕逐呈，耳鸣，心悸，梦幻纷纭，甚或不寐，咽干唇燥，腰酸肢麻，腑行秘结，小溲频利，乍见遗精疲乏，纳谷不馨。血压 144/86mmHg。舌质红少苔，脉弦而细数。该患者已年逾六旬，下元亏虚，肝肾不足。盖肝体阴用阳，赖肾水滋荣，今水亏木失涵养，肝体不足，肝用偏亢，风阳上扰，形成上盛下虚之局面，故眩晕及诸恙乃呈。治拟平肝潜阳、滋荣肝肾，略佐宁心之品。

处方：知母 9g　　黄柏 9g　　钩藤 9g　　白菊花 4.5g

天冬 9g　　白芍 9g　　龙骨 12g　　牡蛎 24g

龟板 15g　　玄参 15g　　远志 3g　　酸枣仁 9g

鸡子黄 2 粒（分冲）　　×5 剂

按

"诸风掉眩，皆属于肝"，水不涵木，肝用偏亢，风阳上扰，形成上盛下虚之势，治当"壮水之主，以制阳光"，故方取大定风珠化裁以滋阴潜阳、填补真元；佐以钩藤、菊花平肝熄风；远志、酸枣仁宁心安神；知母、黄柏直折热势。

不 寐

张某 男 29岁 1964年7月20初诊

患者夜寐不宁已数年，舌红脉弦，是肝热夹痰火扰心所致。

处方：黄芩 6g　　　黄柏 9g　　　知母 6g　　　海蛤壳 36g

　　　桑椹 15g　　　鳖甲 15g　　　粉甘草 3g

　　　鸡子黄 2 粒（分冲）

二诊（1964 年 7 月 23 日）：自服上药 3 剂后，寐渐转安，舌红之象略有转淡，其痰火肝热趋于消退。照前方再服。

此例患者素喜饮酒，酒性燥烈，热蕴肝经，损其脾胃，痰火互结，上扰心神则发夜寐不宁，治拟清肝热、泻痰火、交心肾，方仿仲景黄连阿胶汤之义纳鸡子黄以宁心安神。

胃脘痛

例1：张某　男　42岁　已婚　1964年12月3日初诊

患者肇病八载，胃脘胀痛，牵连及胁，按之较舒，矢气则畅。曾多方求治于中西针药，经西医诊断为"十二指肠溃疡并球部畸形"，而服数种胃药之外，尤是复方氢氧化铝连服未停，但均不奏效，痛疾缠绵不已。近来痛觉逐增，夜间愈长，寝食尚可，腑行居多秘结2日一更，小溲如恒。旬日来骤作咳嗽，夜间尤甚。既往钡透检查诊断为"十二指肠溃疡并球部畸形"。望之面色少华，微浮，舌质淡红，苔薄白微浊，脉弦缓。证属肝气犯胃，阳明气滞；治拟疏肝理气，和胃止痛。

处方：百合9g　　　乌药4.5g　　　川楝子9g　　　陈皮3g

枯黄芩9g　　　焦栀子9g　　　枳壳4.5g　　　酒大黄3g

神曲6g　　　　煮半夏4.5g　　紫菀9g　　　　生甘草9g

左金丸2片

例2：林某　女　38岁　已婚　1964年11月30日初诊

患者旧有胃脘疼痛之宿疾，今月事逾期七日未至。胃脘痛频作，并见痛则喜揉，噫气，嘈杂嗳酸，伴腰胀腹坠，纳谷无变，二便如恒。望之神色稍滞，舌质红苔薄白，脉弦细。此证系情志不舒，肝气犯胃。治拟疏肝理气行滞、和胃调经。

处方：金铃子9g　　郁金3g　　　焦栀子9g　　　百合9g

乌药4.5g　　　竹茹9g　　　枳壳4.5g　　　左金丸3片

丹参9g　　　　五灵脂3g　　粉甘草3g　　　×2剂

按

　　情志不疏，肝气郁结不得疏泄，横逆犯胃，胃络不畅，则脘痛乃作。上两例患者皆由肝气犯胃而致胃脘痛，但因性别之生理差异而兼证不同，如例1咳嗽骤作，大便坚行系阳明气滞，肺气失肃所致；例2因冲任失畅而月事超期、腰胀腹坠尤呈，故在施以疏肝理气、和胃止痛大法之下，两者方药选用有所区别。例1加大黄、紫菀等肃肺通便；例2选丹参、郁金、五灵脂化瘀通经，体现了中医灵活辨证论治的原则。

胁　痛

例 1：刘某　男　58 岁　已婚　6 月 18 日初诊

患者左胁疼痛，食入更甚，身倦便难，饮食不思，舌黄浊脉濡缓，是脾虚湿郁所致。

处方：苍术 6g　　　陈皮 4.5g　　　茯苓皮 9g　　　川楝子 9g

紫苏叶 9g　　　煮半夏 4.5g　　　麦芽 9g　　　百合 9g

乌药 4.5g　　　火麻仁 15g　　　粉甘草 3g

左金片 8 片（分送）　　　×1 剂

二诊（6 月 19 日）：左胁痛减，食入亦不膜。

处方：百合 9g　　　乌药 6g　　　川楝子 9g　　　丝瓜络 9g

苍术 4.5g　　　茯苓皮 9g　　　桑枝 6g　　　粉甘草 3g

左金片 4 片（分送）　　　×2 剂

按

"肝木疏脾土，脾土营肝木"，肝为阳脏，体阴而用阳，主疏泄性喜条达，肝对脾土予以正常疏泄，脾土才不壅不滞，健运如常，反之肝之疏泄条达又有赖于脾运化水谷精微的濡养，方能刚柔相济、阴阳调和。此例患者土脏中虚，纳运不行，湿浊内生，壅滞肝经，郁而不疏即发疼痛，土虚湿邪内壅，则发诸症。故予以和胃燥湿、疏肝理气治疗，诸症见减，遂继守前法以疏肝络、和土木，拟百合乌药散合左金再进。

例 2：朱某　女　30 岁　已婚　1964 年 11 月 4 日初诊

患者近月余，胁痛频作，头晕目昏，口苦唇干，梦多纷纭，纳食少思，大便秘结，小溲如恒。月事居多逾七八日至色暗红成块，带下色黄味臭。舌红苔薄白，脉弦细。证属肝热气郁，胁络阻痹。立法疏肝清热，理气止痛。

处方：鳖血柴胡 3g　枯黄芩 4.5g　川楝子 9g　白芍 9g

　　　山栀子 9g　乌药 4.5g　郁金 4.5g　竹茹 12g

　　　枳壳 4.5g　丹参 9g　瓜蒌 24g　粉甘草 3g

按

足厥阴肝经络于胁肋，肝经郁热不舒，络脉气机痹阻则痛；肝热上扰则头晕目昏，口苦唇干；木火扰心则梦多纷纭；热迫血室则月事居多，逾七八日至色暗红成块；下注带脉则带下色黄味臭。故方中以鳖血柴胡、枯黄芩、山栀子清肝泄热，川楝子、郁金、乌药、枳壳疏肝理气止痛，白芍、丹参柔肝凉血，竹茹清热除烦，瓜蒌润肠通便，粉甘草调和诸药。

例3：蒋某　女　42岁　已婚　1964年12月3日初诊

患者肇病已三载，右胁肋痛，牵及中脘，他医以肝炎为治，但未奏效，仍时愈时发，反复发作近月余，胁痛尤显，中脘满闷，厌恶荤腥，纳食不馨，噫气，吞酸呕水，口苦而臭，惊悸，头晕目昏，或时耳鸣，幻梦纷纭，口渴，大便时硬时溏，小溲短赤，月事正常，白带少见。在右肋缘下 3cm 处可触及肝下缘，肝功能异常，大便隐血（＋）。曾患脚气病史。家族中爱人同患"肝炎"，余皆健康。望之神色清亮，面颧微红；舌质红苔少微浊，六脉细弦。此系湿热内蕴、肝胃不和所致。治拟疏肝和胃、清热利湿，处以龙胆泻肝汤合百合乌药汤加减。

处方：龙胆草 9g　栀子 9g　黄芩 9g　北柴胡 3g

　　　生地黄 9g　木通 6g　车前子 9g　川楝子 9g

　　　百合 9g　乌药 4.5g　旋覆花 3g　地榆 15g

肝为木脏，其性喜疏，其脉布胁。今系湿热内蕴，气机郁结，肝失条达，则气阻络痹而成胁痛；肝胆相依，必成相犯，木旺横逆，乘克中土，故脘闷厌食，嗳气吞酸；肝木体阴用阳，阴亏于下，厥阳上扰则头晕耳鸣，心悸梦多；口渴便干或溏、溲赤乃湿热内蕴之象，舌脉为肝胆湿热之征。故方取龙胆泻肝汤清肝泄热利湿，百合乌药汤疏肝理气、和胃止痛。

例4：郑某　男　42　已婚　1964年11月2日初诊

患者左胁肋痛历已年余，面颧微赤，兼呈心烦不寐，头眩，咽干，纳谷如常，二便稍见不畅。舌质红苔黄白相兼，脉弦数。证属气郁化火，治拟疏肝清肝、调理气机，佐以滋阴潜阳、宁心之属。

处方：毛柴胡3g　　白芍9g　　枯黄芩9g　　川楝子9g

　　　　竹茹9g　　　枳壳4.5g　　酸枣仁9g　　柏子仁9g

　　　　远志3g　　　黄柏9g　　　牡蛎24g　　　鸡子黄2粒

　　　　×2剂

肝居胁下，其脉布胁，为将军之官，性动而主疏泄。情志不调，气机郁结，则肝失条达，气阻络痹而胁痛；气郁日久，肝阴耗损，肝阳偏亢，上干清空则头眩；内扰心神则心烦不寐；舌红苔黄白相兼，脉弦数系气郁化火之征。故方以柴、芍为君疏肝柔肝；臣以枯黄芩、黄柏、川楝子、枳壳清肝泄热兼理气止痛；佐以竹茹、远志、酸枣仁、柏子仁宁心安神；再取牡蛎、鸡子黄贝类及血肉有情之品以滋阴潜阳，故能共奏疏肝清肝、滋阴潜阳之功。

下篇

李子光医案

脘腹胀满

例1：郑某　女　52岁

患者腹中胀满，食入则膜，手足心热，大便难，小溲正常，腹时急痛，更加腰疼，舌薄浊，脉滑实，系肠胃积热，内结不通所致。书云"腑病以通为补"，今病经多时，未得彻底根除，致缠绵不已，仍按《金匮要略》"痛而闭者，厚朴三物汤主之"通腑气，消胀满，解湿热为主。

处方：厚朴 9g　　　枳壳 4.5g　　　酒大黄 4.5g　　　槟榔 9g

　　　木香 3g　　　川楝子 9g　　　神曲 9g　　　　滑石 24g

　　　绵茵陈 9g　　通草 3g

按

脾升则健，胃降则和，脾失健运，胃失和降，则腹生膜胀也。此例以腹胀为重，故以厚朴三物汤为主，而不用承气类泻下，重用厚朴为君以除满消胀，辅以枳壳、酒大黄通下，佐以木香、槟榔、神曲行气导滞，川楝子泻热止痛，更以绵茵陈、滑石、通草清热利湿，共奏除湿散满、行气导滞之功。

例2：鲍某　男　52岁　已婚

患者脘胀，食入则膜，溺常，舌苔腻燥，脉弦，系肝脾不和，气机阻滞所致，拟疏肝和胃，舒畅气机。

处方：苍术 6g　　　陈皮 4.5g　　　川厚朴 4.5g　　神曲 4.5g

　　　麦芽 9g　　　山楂炭 9g　　　焦栀子 9g　　　粉甘草 3g

　　　藿香梗 3g　　煮半夏 6g　　　绵茵陈 9g

　　　左金片 8 片（分送）　　　　　×3 剂

二诊：服 2 剂后，则见脘胀顿瘥，食入亦不膜，舌腻略净，脉转缓，宜乘胜追击，再进 2 剂以收功。

处方：绵茵陈 9g　　焦栀子 9g　　川厚朴 4.5g　　山楂 9g

　　　　槟榔 6g　　　赤小豆 24g　　神曲 4.5g　　粉甘草 3g

　　　　左金片 8 片（分送）　　　×2 剂

按

本例与前例同为脘胀，然病机不同，故用药亦不同。前例系肠胃积热，内结不通，引起脘腹胀满；此例为脾湿不运，肝木侮土之腹胀，故前例用厚朴三物汤破气消胀为主，此例以平胃散合左金丸健脾燥湿、疏肝解郁施之。病虽同，证相异，故治亦有别，所谓"同病异治，异病同治"。

呕 吐

苏某　女　32岁　7月12日初诊

患者呕吐不休，饮食不进，胸窒，舌红脉弦，是肝胃不和所致。

处方：藿香叶 9g　　吴茱萸 1.5g　　川黄连 4.5g　　生姜 3 片

　　　煮半夏 9g　　厚朴 4.5g　　竹茹 15g　　　橘红 1.5g

　　　×4 剂

二诊（7 月 16 日）：呕吐已止，唯胸满脘胀，饮食不舒。

处方：藿香叶 4.5g　　煮半夏 4.5g　　茯苓皮 9g　　厚朴 45g

　　　桔梗 4.5g　　瓜蒌 12g　　薤白 9g　　　竹茹 15g

　　　神曲 4.5g　　粉甘草 3g　　越鞠丸 12g（分送）

按

　　肝主疏泄喜条达，失于疏泄，则气机不利，郁而不舒，聚于胸中，则觉胸窒，横逆犯胃，引发气机升降失调，则呕吐不休、纳食不进，结合舌脉乃肝胃不和之征象。治拟左金丸加味以疏肝和胃止呕。4 剂药后，呕吐虽止，但中焦气机仍未调畅，胃纳功能未复，故转以藿朴夏苓合瓜蒌薤白，再配越鞠丸，共奏宣通气机、和胃健运之功。

痢 疾

方某 男 66岁 已婚 1964年8月19日初诊

患者素患痰嗽气促，于前两天骤呈腹痛，里急后重，下痢脓黏，白多赤少，日行数十厕，小溲短赤，咽干口渴，伴微寒热。舌质红绛苔微黄浊腻，脉滑数促。此乃夏秋时令，暑湿盛行，感受其邪，内侵肠胃，湿热郁蒸，肠胃之气血阻滞，邪正相搏，传导失职，痢疾乃作矣。今立疏导暑湿、清热宽肠、调和气机为法，先冀痢止为要着。至于痰嗽，一时无暇顾及也。

处方：藿香叶 6g　　厚朴 6g　　桔梗 6g　　枳壳 4.5g

荷梗 6g　　黄芩 6g　　滑石 24g　　槟榔 6g

山楂 9g　　川楝子 9g　　粉甘草 3g　　香连丸 6g

×2剂

患者素患痰嗽气促，为宿疾，治当予以止咳化痰或调理肺脾，但因骤呈腹痛，里急后重，下痢脓黏，伴有寒热，此为新感，为标证，故遵"急则治标，缓则治本"之旨，以疏导暑湿、清热宽肠、调和气机为法，先冀痢止为要着，待其标证除，再缓图其本。

黄疸胁痛

例1：林某　男　35岁

患者黄疸经年，经治黄虽消退，但夜烦多梦，口渴咽干，大便燥结，小溲频红，右胁剧痛时则引及胸脘，四肢不支，饮食见减，舌淡红苔薄白，脉弦数。此证系瘀热内郁，病久入络，刚燥宜忌，必以通为补，佐以清热为是，仿肝着汤加味。

处方：旋覆花4.5g　西红花3g　　葱管2根　　桃仁3粒

郁金4.5g　　黄芩6g　　　黄连4.5g　牡丹皮4.5g

焦栀子9g　　川楝子9g　　槟榔3g　　甘草3g

×3剂

按

伤寒胁痛病在少阳，杂病胁痛证属肝经，盖肝脉布于胁肋，不通则痛，涉及胃络故痛引胸脘；魂存于肝，热则梦寐纷纭，今治仿肝着汤以通为补，佐以清热，初进1剂，胁痛即减其大半，夜眠稍安，继进2剂，胁痛基本消失。尚有余证续行治疗，至今该病候将匝年不复见也。由此例以辛泄通瘀之《金匮要略》旋覆花汤治之效如桴鼓，显见"暴痛在经，久痛在络""通则不痛"是属经验之谈，不我欺也。

例2：梁某　男　29岁　6月16日初诊

患者右胁疼痛，小便赤黄，大便如常，目黄不寐，咽干口渴，舌红燥脉弦滑，是湿热内郁所致。

处方：绵茵陈9g　　山栀子9g　　黄柏9g　　滑石24g

川楝子9g　　萆薢9g　　薏苡仁24g　赤小豆24g

鸡内金 4.5g　　　　连翘 9g　　　粉甘草 3g

左金片 8 片（分送）×3 剂

二诊（6 月 19 日）：右胁痛减，目黄全退，小便色已淡，寐转安，口咽干渴减轻，舌已转润。系湿热趋于化解。照前方再服。

按

　　此例患者胁痛与上例同中有异，系湿热内郁肝胆所致。肝经循布两胁，湿热郁滞肝经，失于疏泄，上犯头目，则发目黄；热扰心神，则不寐；湿热下移小肠，则见小便赤黄；热灼津液，故觉口渴咽干；舌红燥脉弦滑均乃湿热内郁肝胆之征象。治疗上拟予茵陈蒿汤合左金丸加味，共奏清热利湿之功。3 剂疗效显著，药已中的，故守方再进。

胸　痹

林某　男　38岁　已婚　4月23日初诊

患者胸部久痛，脘胀夜烦，小腹作痛，不寐，舌浊脉弦，是肝气不舒，中脘气机不转所致。

处方：瓜蒌24g　　　薤白9g　　　桔梗6g　　　厚朴4.5g

枳壳4.5g　　　焦山栀9g　　　淡豆豉4.5g（后入）

竹茹12g　　　茯苓皮9g　　　川楝子9g　　　粉甘草3g

二诊（4月28日）：胸部久痛减，唯觉中脘灼热，目痛额楚，舌浊脉滑，是木土不和所致。

处方：瓜蒌15g　　　薤白9g　　　山栀子9g　　　竹茹9g

知母6g　　　黄柏6g　　　川楝子9g　　　粉甘草3g

香连丸6g（分送）

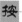

　　肝经循至小腹，夹胃两旁，分布于胁肋部，其分支从肝分出，穿过膈肌，向上注入肺，经气由此处与手太阴肺经相接于胸中。而此例胸痛脘胀诸症均乃肝气不舒，中脘气机不转所致，非寒凝或血瘀之真心痛也，故治疗以瓜蒌薤白、栀子豉、温胆三方合一之意，理气宽胸、清心除烦、和胃止痛为治。药后胸痛减，然觉脘中灼热、目痛额楚，系木土不和，遂拟瓜蒌薤白汤合香连丸加味以理气宽胸止痛、顺木和土。

腰 痛

钱某 男 43岁 已婚 1964年9月17日初诊

患者肇病七载，面色欠清而呈沉滞，腰痛牵及髋膝，遇气候转折辄复增剧，午后头痛，口臭，梦语，纳食尚可，大便如恒，小溲短赤，舌质红苔微黄腻，脉濡弦带数。证属湿热滞于络脉，筋脉失畅，涉及气机，流注下犯。治拟清热利湿、通络止痛，取加味四妙散出入。

处方：黄柏9g 苍术9g 牛膝9g 槟榔9g

   木瓜9g 防己9g 茵陈蒿9g 薏苡仁24g

   赤小豆24g 甘草3g 忍冬藤30g ×2剂

按

腰为肾之腑，腰痛或因肾虚，或因寒湿、湿热、跌扑损伤等所致。该患者肇病七载之久，气候转折辄复增剧，且伴脘腹闷满，必因外湿夹内湿所致；口臭、小溲短赤为热象显露；舌质红苔微黄腻，脉濡弦带数均系湿热之征。故断其为湿热滞于络脉，筋脉失畅，涉及气机，流注下犯，以清热利湿、通络止痛为治，方取四妙散为主加味以清利湿热、通络止痛。

水 肿

叶某　女　40岁　8月18日初诊

患者腹鸣便不坚，水肿微在，舌稍浊脉濡，是脾虚湿盛所致。

处方：明党参 9g　　淮山药 9g　　白扁豆 9g　　莲子 12g

　　　砂仁 3g　　　木香 3g　　　粉甘草 3g　　大腹皮 9g

　　　大枣 3 枚　　白术 6g

按

　　女子四十，诸脏始衰，脾脏亏虚，运化不利，湿浊内生，壅滞肠道，则腹鸣、便不坚，停滞于四肢，则发水肿，舌浊脉濡均是脾虚湿盛之象。治法宜健脾祛湿，故方拟参苓白术散加减之。

痨瘵

杨某　男　53岁　已婚　1964年12月4月初诊

患者肇病于1956年，咳嗽，胸肋窒痛，自汗、盗汗，午后潮热，神疲形羸，咯血时作，或痰中夹血，如丝如缕。经西医诊断为"肺结核伴胸膜炎"，屡以抗痨针药治之，虽暂且奏效，但病根未断，反复发作。近月余日来，原恙复起，咳嗽频作，痰唾黏白，咯血时作，痰中夹血丝，午后潮热，自汗、盗汗，气短，神疲形羸，头晕，咽涩，口干欲饮，胸窒肋痛，纳寐正常，二便如恒。既往史：X线摄片示浸润性肺结核伴湿性胸膜炎；血沉示22mm/h。既往有疟疾史及烟酒嗜好。家族史：母亲肺痨，已故。配偶及子女均体健。望诊：面色少华，神体疲羸，两颧微赤，舌质红苔微黄浊。闻诊：语声怯槁，口臭。切脉：六脉细弦带数。治拟滋阴退热、除蒸敛汗，佐以润肺止咳。秦艽鳖甲散加减。

处方：秦艽 9g　　鳖甲 15g　　地骨皮 9g　　银柴胡 6g

　　　青蒿 6g　　当归 6g　　知母 9g　　　乌梅 3枚

　　　紫菀 9g　　桑白皮 9g　　甘草 3g　　　柿霜 12g

　　　×2剂

按

得恙数载，咳嗽，胸肋窒痛，咯血时作，潮热，自汗、盗汗，则知其犯在肺。盖肺主气，为清灵之娇脏，喜润恶燥，不耐邪侵。痨虫侵蚀于肺，气阴亏耗，清肃之令不行，肺气上逆作咳；虚火灼津而成疾，内蒸逼津则盗汗；阴不恋阳故骨蒸内热、颧红；津不上润则口干咽涩；咳伤肺络而咯血胸胁痛，诸症皆为阴虚内热之象，故方取《卫生宝鉴》秦芫鳖甲散治之。方中鳖甲、知母、当归滋阴养血，秦芫、银柴胡、地骨皮、青蒿清热除蒸，乌梅敛阴止汗，再以紫菀、桑白皮、柿霜清热润肺止咳。诸药合用，既能滋阴养血润肺以治本，又能退热除蒸止咳以治标。

遗 精

王某 男 23岁 未婚 1964年7月15日初诊

患者肇病半载，梦遗频作，或二三日一作，或每日一作，头昏且晕，心烦不寐，咽干口渴欲饮，神疲体倦，腰膝酸软，大便如恒，小溲短赤稍灼，纳食正常。望之颧赤唇红，舌质红赤苔少薄，脉细数带弦。证属心肾不交，治宜滋阴清火、交通心肾，方取知柏地黄丸合三才封髓丹加减。

处方：知母 9g　　　川黄柏 9g　　　生地黄 15g　　　淮山药 9g

　　　　泽泻 9g　　　地骨皮 9g　　　白芍 9g　　　　天冬 9g

　　　　黑玄参 9g　　女贞子 9g　　　砂仁 2.1g（后下）

　　　　龙骨 30g　　　牡蛎 30g　　　×3 剂

二诊：遗精大减，余恙亦瘥。予知柏六味丸 30g 合三才封髓丹 30g，各分 7 日服。

劳神过度，心阴暗耗，心阳独亢，心火不下交于肾，肾水不上济于心，心肾失交，水亏火旺，扰动精室，致精液走泄；心阴亏则心神不宁，故心烦不寐；肾水不上济故咽干口渴；心营暗耗，外不充养肌体故体倦神疲，上不奉养于脑则头昏且晕；肾阴亏耗，腰膝欠营故酸软乃呈；心火下移小肠，渗入膀胱，则小溲短赤稍灼。知柏地黄丸系滋阴降火之名方，封髓丹具降火止遗、固精封髓并交通心肾之特效，再加三才汤滋养阴液之力，三方合用加龙骨、牡蛎之固涩等，故可效如桴鼓，3剂见效。

便 秘

吴某　男　37岁　7月13日初诊

患者大便硬结难通，小腹稍里急，舌红脉数，是暑热内郁肠胃不化所致。

处方：槟榔 6g　　川厚朴 4.5g　　山楂 9g　　　黄芩 9g

　　　枳壳 4.5g　　滑石 24g　　　川楝子 9g　　粉甘草 3g

　　　香薷 3g　　　瓜蒌 24g　　　香连丸 3g（分送）

按

暑月热盛，感之内郁肠府，不化则发便结难通，热迫下焦，则有里急之状，舌红脉数均是暑热之征。治疗拟清热导滞汤合六一散加减，配以香连丸，以清利暑热、消食导滞为治。

胃下垂

例1：徐某　男　39岁

患者中脘作痛，饥时更甚，饮食少思，神疲力乏，二便如恒，将及一年，中西药罔效，曾于本年10月29日胃肠X线检查示胃下垂3横指，11月21日来诊，舌苔薄浊，脉息弦小，诊为中气虚弱而木乘证。拟用黄芪建中汤加味。

处方：黄芪 15g　　桂枝 4.5g　　白芍 9g　　炙甘草 3g

生姜 3 片　　大枣 3 枚　　吴茱萸 0.9g　饴糖 45g（分冲）

黄连片 6 片（分送）　　×1 剂

二诊：昨服 1 剂脘痛略减，舌脉同前，继照本方加川楝子，服 2 剂。脘痛减至大半，又服 2 剂痛除，饥时亦不痛，后用黄芪建中汤原方。

处方：炙黄芪 9g　　桂枝 3g　　白芍 6g　　炙甘草 3g

生姜 2 片　　大枣 3 枚　　饴糖 45g（分冲）

续服 11 剂，食欲逐渐增加，神强力壮，诸症基本向安。

例2：张某　男　43岁

该患者曾于1965年1月11日胃肠X线检查示胃下垂4横指，又于1966年6月25日检查示胃下垂5横指，拍片证实均无溃疡病变，于本年11月2日来诊。辰下：中脘隐痛，夜半饥时痛转剧烈，多行多立则觉胃部下坠，以手按托方快，大便次数多而溏，时或嗳气，舌苔薄浊，脉息弦小，证属胃虚脾阳不振。

处方：桂枝 4.5g　　白芍 9g　　炙黄芪 12g　　煮半夏 4.5g

木香 1.5g　　生姜 3 片　　大枣 3 枚　　饴糖 45g（分冲）

服 3 剂后痛减，行立尚觉胃部下坠，继用黄芪建中汤原方，生姜改用 1 片，续服 14 剂，痛除便实，饥饱自若，行立不见胃坠，脉转和缓，基本上病情消失。

例 3：黄某　男　31 岁

患者病经 4 个多月，症见胃脘刺痛，饥时痛甚，口中流涎，食欲不振，大便常软，舌滑脉弦。胃肠 X 线检查为胃炎并胃下垂，按脾胃虚寒多见隐痛，而刺痛剧为胃虚肝气乘势而侮脾，拟行温养中气，俾脾土强而防木侮，故方用黄芪建中汤加川楝子。4 剂后饥时痛止，次加白术、山楂炭，大便转实，食欲增加，继用前方进退，前后计服 20 剂，诸症基本消失。

　　东垣《脾胃论》云："胃中元气盛，则能食而不伤，过食而不饥，脾胃俱旺，则能食而不肥，脾胃俱虚，则不能食而瘦，或少食而肥，肥而四肢不举。"此段系言脾胃盛衰之象。而胃下垂病系脾胃虚寒、胃中元气衰微而升举无力所致，再按临床上所见之胃下垂证候舌脉，皆属脾虚胃弱，脾阳不振之列，论治当以培补中气为主，故用黄芪建中汤加减，然用药过程须达到足够疗程为妙，疗效多获满意。

肿　胀

陈某　男　50岁　6月22日初诊

患者肢节酸软，脚肿腹胀满，头眩，二便正常，饮食正常，舌浊脉滑，是脾湿肝热所致，慢性病宜缓调。

处方：苍术 6g　　　黄柏 6g　　　忍冬藤 24g　　槟榔 6g

大腹皮 9g　　茯苓皮 9g　　绵茵陈 9g　　粉甘草 3g

小温中丸 12g（分送）

按

经云："诸湿肿满，皆属于脾"，脾主四肢，湿邪困脾，脾失健运，气血津液输布失司，则觉肢节酸软、脚肿；肝经上行达巅顶，肝经郁热，上犯头目则觉头眩；"诸胀腹大，皆属于热"，其腹胀满亦乃肝热所致。治疗上拟以二妙散合小温中丸加减，以健脾燥湿、清热消胀为主。此例患者病久，乃慢性病也，故不可急于攻下，唯以缓调慢图之。

肥胖病

例1：丁某　女　41岁

患者自诉，由去年5月产后而起，历经一年有半，身肌逐渐肥胖，腹大肉厚，伴有肢体倦怠，多食则䐜，四肢酸痛，面色不华，舌苔微嫩滑，脉缓。系因产后失调而致脾虚湿滞，故多食则䐜；湿注经脉，则四肢酸，肌肉形成肥胖不消，议用平胃散与当归补血汤加味主之。

处方：苍术 4.5g　　陈皮 4.5g　　厚朴 4.5g　　黄芪 15g

当归 3g　　大腹皮 9g　　茯苓皮 9g　　香附 4.5g

槟榔 6g　　神曲 6g　　黄柏 9g　　粉甘草 3g

小温中丸 9g（送服）

初服 4 剂，症状未见增减；又服 4 剂，而饮食不䐜；再照前方加减，续服 13 剂，肥胖腹大已消 90%，体重减轻 5 千克，症状基本恢复正常。

例2：李某　女　34岁

患者自诉每次月经来潮均血量偏多如崩，身肌肥胖，腹大肉厚已 3 年，至今不消，伴有头晕倦怠，饮食少思，时有便血如注，舌淡，脉缓。诊为经血与便血过多，久损肝脾，伤及冲任，未得平复。且冲为血海，任主胞宫，即子宫与卵巢皆虚，血不统存，气不内守，肌肉为之肥胖不实，议用平补三阴冲任奇脉，佐以固脱。

处方：黄芪 15g　　当归 3g　　龙骨 15g　　牡蛎 36g

熟地黄 9g　　续断 9g　　菟丝子 9g　　杜仲 9g

白术 9g　　莲须 9g　　地榆 9g　　炒黄芩 6g

粉甘草 3g

二诊：计进5剂，当月经来潮未见崩漏，而肥胖腹大如前，继用补血方加化气消运之药。

处方：黄芪15g　　当归3g　　赤芍4.5g　　苍术9g

黄柏9g　　大腹皮9g　　桑白皮9g　　神曲6g

槟榔6g　　煮半夏6g　　粉甘草3g

三诊：服药2剂后，善饥多食，肥胖渐消，照前方，去神曲加小温中丸12g分送。

四诊：连服7剂，而肥胖腹胀已消大半，复用初诊第一方增减，予服10剂，症状基本消失，肥胖腹大痊愈。

例3：姚某　女　35岁

患者身肌肥胖，腹大肉厚，面目时肿，四肢乏力，多食则膜，动则气喘，大便常稀，舌薄浊，脉沉弦，断为脾虚气滞，治以扶脾化气运中，消补兼施法。

处方：苍术6g　　黄柏6g　　神曲6g　　槟榔6g

香附9g　　茯苓皮9g　　大腹皮9g　　粉甘草3g

香砂六君子丸12g（分送）　×3剂

二诊：中脘膜胀已宽，食量增加，腹大肢肿渐消，唯大便不实，继照前方加黄芪15g、潞党参15g，减香砂六君子丸，计7剂，另用香砂六君子丸早晚吞服半月，而肥胖腹胀全消，大便已实，诸证基本消失。

例4：郑某　女　33岁

患者病经两年，肥胖不减，体重增加，腹大肉厚，多食则膜，肢倦无力，大便燥坚，小溲短赤，舌薄浊，脉弦滑。诊为肝热脾湿，升降失常，气血不畅。虽经中西医治疗，二三年来，肥胖居然未消，药拟清肝热、运脾湿，佐以润燥化气主之。

处方：绵茵陈9g　　山栀子9g　　黄芪15g　　当归3g

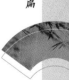

茯苓皮 9g　　大腹皮 9g　　煮半夏 4.5g　　槟榔 9g

草薢 9g　　　火麻仁 15g　　熟大黄 3g　　粉甘草 3g

滋肾通关丸 15g（分送）

依照本方略为进退一二，连服 15 剂，肥胖十减其七八，多食不膜，二便略调，肢倦未复，续以消补清润合用。

处方：黄芪 9g　　　当归 3g　　　赤芍 4.5g　　大腹皮 9g

茯苓皮 9g　　槟榔 6g　　　黄芩 6g　　　滑石 24g

莱菔子 9g　　火麻仁 15g　　粉甘草 3g

陆氏润字丸 3g（分送）

3 剂后二便通调，去陆氏润字丸、滑石，加潞党参 9g，服 7 剂，肥胖症状基本恢复正常。

按

所谓肥胖病，仅指身体外形由于各种病因所引起的病理性异常发育，具有全身肥胖、腹大肉厚的共有特点。从性别上来看多为女性，从病因来看多与产后引发有关，从年龄来看则多见于 30~40 岁的已婚妇女，从病变上来看仅是生理性改变，逐渐成为慢性疾患，甚至达六七年之久，难以治疗。通过临床初步探讨审证求因，认为是属于奇经中冲任二脉为病，盖冲为血海，任主胞宫，如《素问·上古天真论》所说"女子二七而天癸至，任脉通，太冲脉盛，月事以时下，故有子"，明显地指出女子月经胎产病，与冲任二脉密切相关。同时现代医学也已证明子宫的疾病多是属于内分泌失调，故子宫、卵巢、肾、冲、任等内分泌紊乱，亦无不有关。

在临床上虽是由于症状不同而辨证施治，处方各异，然其治疗重点则不离冲任二奇经，其并发症状偏多，总归多属于肝脾肾三脏。如从经脉关系来看，任主三阴，足三阴经脉都交会于中极穴，与任脉并行腹里，得以相通。由此观之，其并发症的产生亦与冲任二脉不能分开而谈，故立法处方虽有不同，然其治疗原则大同小异。

湿 疹

例1：邹某　女　28岁　小学教师

患者每逢冬天季节，腰以下及腿胫均发生湿疹，极痒不休，均须至春季方愈，已有三年史。视其痒处，都是红色疹子，搔破处微有血迹，微有热感，二便如恒，已经半个月时间不瘥，舌苔薄浊，脉息带数，断为风湿热蕴蒸腠理，浸淫营血之间，至冬季而发，治以止痒紫金汤加减。

处方：知母9g　　黄柏9g　　　紫花地丁15g　僵蚕6g

金银花9g　　连翘9g　　　蝉蜕1.5g　　粉甘草3g

紫金锭1粒（研末，分送下）　　　　×2剂

二诊：瘙痒已减大半，疹色微隐退，仍继前方续服2剂。半个月后因他病来诊，云湿疹经治疗后已痊愈未见复发。

例2：王某　女　31岁　公司职工

患者遍体发生丘疹，瘙痒，夜难成寐，已经十余天，大便难通，夹有少量下血，小便短赤，口渴舌红燥，脉滑数，拟为湿热内蕴心肺胃，外发于肌肤而作痒疹。内郁为不寐口渴，下迫故便难带血，小溲短赤，治法仍以止痒紫金汤加减。

处方：金银花15g　连翘9g　　牛蒡子9g　　紫花地丁15g

黄柏9g　　黄芩6g　　火麻仁15g　滑石24g

赤小豆24g　粉甘草3g　　紫金锭1粒（研末，分送下）

二诊：服药后，痒减其半，当夜可寐，便畅血除，溺长微赤，仍继前方再服，2剂全部痊愈。

例3：王某　女　38岁　已婚

患者全身关节酸楚，最恶者就是十指指节肿大而痒极。且身上湿疹微痒，素感不及 1 个月而发作 1 次，每发 1 次须经过数日始得见减，体羸，饮食少思，大便常秘，小溲时赤，如是已历 3 载缠绵不愈。辰下：舌微浊，脉滑。此系属脾虚血热挟风湿，久病入络，致关节酸楚连绵，手指肿痒不息，拟用凉血活络，佐以祛风湿为治。

处方：当归 9g　　生地黄 9g　　牛蒡子 9g　　忍冬藤 24g

薏苡仁 24g　　侧柏叶 9g　　焦栀子 9g　　桑枝 9g

蚕砂 9g　　　赤小豆 24g　　粉甘草 3g

二诊：服药后关节痛略减而手指肿痒未瘥，继用前方增减调理，诸证均已渐减，唯手指肿痒仍在，改用下方。

处方：防风 3g　　荆芥 3g　　紫花地丁 9g　　连翘 9g

牛蒡子 9g　　僵蚕 6g　　黄柏 9g　　　粉甘草 3g

紫金锭 2 粒（研粉，送下）

服 2 剂后去荆芥，加赤小豆 24g，又连服 2 剂。手指肿消痒除，至今访查，已 1 年多未见复发。

例 4：王某　男　35 岁　已婚

患者每年冬季，阴囊瘙痒不休，小便微红，虽经外科治疗，终未见减，舌苔薄浊，脉息带数，拟为肝肾湿热下注，发于下阴之部，亦用止痒紫金汤解毒法。

处方：黄柏 9g　　僵蚕 6g　　蝉蜕 1.5g　　连翘 9g

牛蒡子 9g　　赤小豆 24g　　苍耳子 15g　　粉甘草 3g

紫金锭 2 粒（研末，分送下）

另外用蛇床子 30g、大枫子 15g，煎汤洗阴囊。

二诊：前药进后，阴囊湿痒见减，继照前方连服 5 剂痊愈。

例5：蒲某　女　59岁　已婚

患者面部与四肢发生丘疹，色红瘙痒不休，每年夏日必发，至冬方愈，已有十余年之史，舌微浊，脉弦，系风湿热内郁脾肺二经所致，随季节而发。处方：止痒紫金汤原方2剂。

二诊：瘙痒已减越半，疹粒色红浅退，但脚筋掣疼。处方：止痒紫金汤加忍冬藤36g。

服3剂而愈。

按

湿疹，祖国医学认为痒属风，疹子的红赤属热属血，有水疱渗水的属湿。《黄帝内经·素问》病机十九条中概括地指出："诸痛痒疮，皆属于心。"由此说明湿疹之病因病机不外为风湿之邪侵袭腠理之间，不得疏泄，蕴蒸于内，引动心火，流于脾、肺二经，发于肌肤，浸淫而为痒疹。盖因脾主肌肉，肺主皮毛，故疹子所发的部位，初起均隐隐现于肌肉与皮肤之间，继则露出皮肤，发生瘙痒难忍。

自拟止痒紫金汤系笔者在多年临床中总结出的经验方，方中取金银花、紫花地丁清热解毒，宣风凉血；连翘、蝉蜕、牛蒡子、僵蚕凉散风热、解毒透疹；苍耳子散风祛湿，为皮肤痒疹风疮特效药；川黄柏苦寒清热燥湿、泻火解毒，治热盛疮疡；粉甘草甘平，清热解毒并调和诸药；紫金锭（太乙玉枢丹）出自宋代王璆《是斋百一选方》，可疗时行万毒，一切饮食中毒，除痈疽发背、疔肿恶疮。以上诸药配合成方，具有疏风清热、祛湿解毒、消疹止痒之灵妙，临床以此加减对湿疹疗效显著。

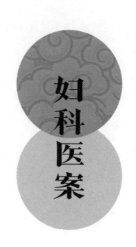

妇科医案

月经不调

例 1：林某　女　41 岁　已婚　1964 年 12 月 10 日初诊

患者自今年春季始呈月事居多，超前旬日或一月二至，紊乱不调，迄今仍是如故。系半月前被邀作客，饮酒数盏后周日月事适至，行而不畅，量少色紫暗有块，淋漓不净，历已逾周，并伴头晕目昏，耳鸣腰酸，少腹胀闷不舒，心烦易怒，嗳气则畅，幻梦纷纭，唇燥咽干，纳食欠思，二便如恒。望之面色青暗，目眶晦滞，舌红苔薄白微燥，脉弦中带数。证属气郁兼血热，系情志不遂，肝气不舒，冲任失调，月事失和，诸恙乃呈。治宜疏肝理气、和血调经，拟逍遥散加减，略佐清热凉血之属。

处方：当归 4.5g　白芍 9g　北柴胡 3g　川楝子 9g

茯苓 9g　白术 4.5g　京丹参 9g　焦栀子 9g

地榆 15g　藕节 15g　琥珀 4.5g　粉甘草 3g

×2 剂

例2：黄某　女　30岁　9月1日初诊

患者心烦易怒，头目眩痛，心中漾漾欲吐，腰酸便难身倦，经水推迟十天，血紫块，舌薄苔而浊，脉细弦，已两旬不瘥。治拟清肝热、健脾运为治。

处方：藿香叶 4.5g　　竹茹 15g　　　川厚朴 4.5g　　煮半夏 9g

　　　吴茱萸 0.9g　　鳖血柴胡 1.5g　炒黄芩 9g　　生姜 2 片

　　　焦山栀 9g　　　薄荷 3g　　　　左金片 8 片（分送）

　　　×2 剂

另代茶，姜杵竹茹 24g、丝瓜络 9g、鸡内金 4.5g。

按

"女子以肝为先天"，妇人以血为本，经水为血所化，肝为藏血之脏，司血海，血虚则经水化生无源，若肝经郁热，迫血妄行，可致月事超前、经血淋漓不净；或煎灼血中津液，使血液黏稠成块，致月经推迟、见紫块；肝血亏虚无以上奉，则头晕目昏耳鸣；肾水不足腰府失养则腰酸；若气郁化火，内扰心肝，神魂不宁则心烦易怒，幻梦纷纭，循经上犯头目，可致头眩痛；气机不畅，横逆乘土，升降失常，故漾漾欲吐或少腹胀闷不舒，嗳气则畅；或脾失健运，气血化生不足，津液生化输布无常，而觉身倦腰酸、便难；舌红苔薄白微燥系气郁化火之象，苔薄浊乃土乘之征。故例1因气郁兼血热，方取逍遥散加减以疏肝理气、和血调经，略佐清热凉血药；例2系肝热乘土上逆挟血虚，故拟清肝热、健脾运为治，以冀肝热得清、脾运得健、气血得生。

例3：陈某　女　37岁　已婚　5月4日初诊

患者经血后咳嗽咽干，食减，潮热，胸及背胛酸疼，是阴虚肺热所致。

处方：马兜铃 9g　　百合 9g　　　牛蒡子 9g　　百部 9g

| 地骨皮 6g | 桑白皮 6g | 竹茹 9g | 粉甘草 3g |
| 瓜蒌 15g | 麦冬 9g | 鸡内金 4.5g | |

按

　　血液有形而属阴，经水来潮则阴血流耗，阴亏则无以润泽，加之肺热熏蒸，故发诸症，拟以泻白散加味滋阴清肺热为治。

热入血室

例1：林某　女　34岁　已婚　6月25日初诊

患者经水已潮，腰膝痛，寒热往来，是血虚肝气不和所致。

处方：当归 9g　　赤芍 4.5g　　丹参 9g　　焦栀子 9g

　　　鳖血柴胡 3g　赤茯苓 9g　　白术 9g　　薄荷 3g

　　　干姜 1.5g　　续断 9g　　粉甘草 3g

肝肾同源于精血，经水潮而精血虚，肾主骨，腰膝失养，故发疼痛；女子以肝为先天，肝喜柔和，精血亏耗，无以柔肝气，肝气不和则发少阳寒热。治疗上拟予逍遥散加味以疏肝气养肝血。

例2：林某　女　40岁　3月31日初诊

患者月经提早2日，将至时寒热往来，脘腹胀满，腰强硬而酸，带下频多，饮食少进，舌红脉虚，系冲任亏虚，肝脾不和，气血不调所致。

处方：当归 9g　　白芍 9g　　鳖血柴胡 4.5g　茯苓 9g

　　　白术 9g　　薄荷 3g　　干姜 1.5g　　龙骨 12g

　　　牡蛎 24g　　砂仁 3g　　黄柏 9g　　丹参 6g

　　　焦栀子 4.5g　粉甘草 3g

女子月经以冲任通调为基础，冲任亏虚，肝脉失养，气血不调，失于疏泄，横逆侮土，以致肝脾不和，发为诸症，故拟以逍遥散加味以调肝脾为治。

产后便秘

陈某　女　25岁　9月14日初诊

患者产后十余天，大便不通，子宫下坠拘急，舌滑脉弦，是血虚气滞，清浊升降失常所致。

处方：当归9g　　白芍9g　　　火麻仁15g　　大黄9g

　　　木香3g　　川楝子9g　　甘草梢3g

二诊（9月15日）：大便已大通，肛热，宫坠稍轻。照前方大黄改为6g，加黄芩6g。

三诊（9月16日）：大便已畅，宫坠已消半。照上方去大黄。

按

经带胎产乃妇人之病，无不以血为本，产后血虚，血载气，而血亏无以行气，则清浊升降失常，大便不通、子宫下坠拘急，故治疗拟以养血理气，辅以通便为法，经治后大便通，宫坠减轻，系血虚渐复，气机始畅，唯有肛热，故去大黄加黄芩以清热；三诊大便已畅，宫坠消半，守方再进。

带 下

例 1：吴某　女　31岁　已婚

患者产后腰痛不休，历经两年，缠绵不愈，每次月经均推迟四五十天，血少色淡，带多稀白，绵延旬日方止，舌质淡，脉缓。此证属产后失调，劳伤冲任二脉，致经血不红，转为带下而现色白，宜以平补奇经为法。

处方：肉苁蓉 9g　　菟丝子 9g　　淫羊藿 9g　　沙苑子 9g

鹿角霜 9g　　淮牛膝 9g　　山茱萸 9g　　当归 9g

赤芍 6g　　　炙甘草 3g　　×3 剂

二诊：服药后腰痛已瘥。白带减其大半，照初诊方加杜仲 9g、续断 9g。

连服 3 剂而愈。过 2 个月后追查其月经已正常，色红无白带。

例 2：杨某　女　55岁　已婚

患者头目眩晕，腰酸脚软乏力，心悸不寐，带下量多，色见微黄，历有半年之久，舌苔微燥，脉濡，诊断为肝肾阴虚而致带下，法宜滋养肝肾，佐以摄下。

处方：知母 6g　　黄柏 6g　　　女贞子 15g　砂仁 3g

龙骨 12g　　牡蛎 24g　　　菟丝子 9g　　肉苁蓉 9g

白芍 9g　　生地黄 12g　　粉甘草 3g　　×3 剂

二诊：服药 3 剂后，眩晕、心悸不寐均瘥，带下减半，舌燥微润，唯腰膝无力。

处方：知母 6g　　　黄柏 6g　　　茯苓 9g　　淮山药 9g

熟地黄 12g　　女贞子 15g　　菟丝子 9g　　石斛 9g

李子光医案

杜仲 9g

续服 6 剂，而诸证顿失。

 按

带下可因操劳过度，或纵欲不节，或产后失调，伤及任、带等奇脉，肾阳不足或肾阴亏损，而致滑泄不固，带下淋漓。法当补肾为主，佐以固摄下元。例 1 证属产后失调，劳伤冲任二脉，致经血不红，转为带下而现色白，故以平补奇经为法。方中选以大量补肾益精之品填补奇脉。例 2 为肝肾阴虚为主，故重用滋养肝肾，佐以摄下。

例 3：赵某　女　25 岁　未婚

患者带下色白兼青，臭秽稠黏不断。夜寐欠宁，胸胁不舒，时有潮热，舌苔薄浊，脉息弦滑，拟为肝气郁结化热，挟湿下注，法宜疏肝化湿清热，方取丹栀逍遥散合二妙散加减。

处方：当归 9g　　白芍 9g　　丹参 9g　　焦栀子 9g

　　　北柴胡 3g　　茯苓 9g　　苍术 6g　　黄柏 9g

　　　樗根皮 9g　　草薢 9g　　甘草 3g　　×2 剂

二诊：带下臭秽减少，胸胁舒适。余证未瘥，续服前方 2 剂，夜可成寐，潮热略轻，继诊 5 次，照上方加减，计服 8 剂，白带全止，诸证向安。

按

七情不舒，郁而化热化火，女子尤易。今因肝气不舒，郁而化热，挟湿下注，而致胸胁不舒，夜寐欠宁，带下色白兼青，臭秽稠黏不断。故方取丹栀逍遥散合二妙散加减以疏肝解郁，清热化湿。

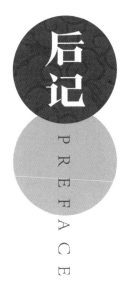

后记
PREFACE

　　1977年考上大学，总算真正实现了我从医的梦想，但父亲李子光在前一年仙逝，没能看到我走进医学殿堂的这一幕，成为我终身的遗憾。虽然此前老爷子知道我已在当时的工作单位医疗室从事相当于"赤脚医生"的工作，但毕竟是没有正式学历的。

　　自1982年大学毕业后，我把父亲李子光生前的著述及医案整理出版，一直是我心中的想法，也是我们李氏家族的愿望。但由于我生性懒散，加之临床忙碌，所以自我从二哥李学尧手中接过父亲的手稿和有关资料后，曾多次翻阅研讨，偶尔也把父亲自己精选的一些病案做了按语，但却"三天打鱼两天晒网"，久久未能完成。几年前还是在我的学生陈文玲、吴才贤等几位的帮助下，才把这些资料录入成 Word 文档，但还是搁置

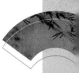

后记

在电脑里没有继续下去，想想自己都觉得羞愧。

2018年"福州苍霞洲李氏中医儿科学术流派"工作室成立，将本流派第二代传人李子光先生的学术经验进行整理总结以供后人学习传承，成了工作室的目标任务，也成了我把父亲的学术经验整理完成的压力和动力。所幸今天《李子光医论医案集》终于付梓出版，总算了却了我的一番心愿。

先父李子光先生天赋颖悟，勤学古训，传承家学，发扬光大，乃我族兄弟之榜样；他弱冠之年即承祖业，悬壶济世，精儿科，擅痘疹，兼通内、妇、骨伤，兼擅针灸之术，善制丸、散、丹、膏，名噪福州及周边县市一带，可谓当时的"名老中医"。他宗仲景、叶桂、吴塘之说，精于治疗热病、小儿痘疹，乐善好施，且常以小儿飞针术救治急危重患儿，效如桴鼓。

从书中选载的论文中，可以看出在20世纪60年代，先父李子光先生不仅精通中医经典，还具备科研思路，他将临床的病例收集整理形成了相对系统的课题，对疗效进行统计学分析并著以论文，以供当时的同行学习交流。从现在来看虽然简单粗糙，但其精神和态度可谓是当时的科研"先锋"，绝不是某些人眼中的"老古董中医"。他生前淡泊名利，悉心传教，门下弟子及跟诊学生人才辈出，其中门人弟子陈蘭英20世纪70年代旅居香港从医，曾任香港中国医药学会理事长、香港中国医药研究学院院长、南京中医药大学客座教授；另一位毕业带教的学生张品珍是福建中医药大学教授及福建省名老中医药传承工作指导老师……

　　本书系李子光先生的理论及临床经验集成，亦乃
闽派医家学术流派一分支的学术经验总结；本书经整理
编撰，共分两大部分，即医论、医案，其中医论部分由
父亲本人所撰写或二哥李学尧在与父亲一同工作时协
助整理；所选医案部分或系父亲自己精选，或系当时的
门人陈蘭英及二哥李学尧收集，还有部分由张品珍教授
在其毕业实习期间侍诊抄方整理的笔记提供而成，再由
我的师承学生加以录入整理。定稿后，更承福州市中医
院萧诏玮仁兄于百忙中亲自审阅，并精心撰序；最后由
福建科学技术出版社编辑同志审核出版，我谨在此一并
致谢忱。

李 学 麟

二〇二一年四月于福州吉祥山

福州苍霞洲李氏中医儿科学术流派工作室

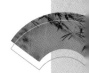